协和听课笔记

医学免疫学

朱晨雨 杨 寒 主 编

中国协和医科大学出版社
北 京

图书在版编目（CIP）数据

医学免疫学／朱晨雨，杨寒主编 . —北京：中国协和医科大学出版社，2020.12
（协和听课笔记）
ISBN 978-7-5679-1601-2

Ⅰ . ①医… Ⅱ . ①朱… ②杨… Ⅲ . ①医学-免疫学-医学院校-教学参考资料 Ⅳ . ①R392

中国版本图书馆 CIP 数据核字（2020）第 186953 号

协和听课笔记
医学免疫学

主　编：朱晨雨　杨　寒
责任编辑：张　宇　李亚欢

出版发行：中国协和医科大学出版社
　　　　　（北京市东城区东单三条 9 号　邮编 100730　电话 010-65260431）
网　　址：www.pumcp.com
经　　销：新华书店总店北京发行所
印　　刷：北京玺诚印务有限公司

开　　本：889×1194　　1/32
印　　张：7.5
字　　数：161 千字
版　　次：2020 年 12 月第 1 版
印　　次：2020 年 12 月第 1 次印刷
定　　价：36.00 元

ISBN 978-7-5679-1601-2

编者名单

主　编　朱晨雨　杨　寒

编　委（按姓氏笔画排序）

王雅雯（中国医学科学院肿瘤医院）

白熠洲（清华大学附属北京清华长庚医院）

朱一鸣（中国医学科学院肿瘤医院）

朱晨雨（北京协和医院）

李　炎（北京协和医院）

李晗歌（北京协和医学院）

杨　寒（中山大学肿瘤防治中心）

吴春虎（阿虎医学研究中心）

张　镭（南方医科大学南方医院）

陈　玮（中日友好医院）

夏小雨（中国人民解放军总医院第七医学中心）

蔺　晨（北京协和医院）

管　慧（北京协和医院）

前　言

　　北京协和医学院是中国最早的一所八年制医科大学，在近百年的办学过程中积累了丰富的教学经验，在很多科目上有其独特的教学方法，尤其是各个学科的任课老师，都是其所在领域的专家、教授。刚进入协和的时候，就听说协和有三宝：图书馆、病案和教授。更有人索性就把协和的教授誉为"会走路的图书馆"。作为协和的学生，能够在这样的环境中学习，能够聆听大师们的教诲，我们感到非常幸运。同时，我们也想与大家分享我们的所学所获，由此，推出本套丛书。

　　本套丛书是以对老师上课笔记的整理为基础，再根据第7版教材进行精心编写，实用性极强。

　　本套丛书的特点如下：

　　1. 结合课堂教学，重难点突出

　　总结核心问题，突出重难点，使读者能够快速抓住重点内容；精析主治语录，提示考点，减轻读者学习负担；精选执业医师历年真题，未列入执业医师考试科目的学科，选用练习题，以加深学习记忆，力求简单明了，使读者易于理解。

　　2. 紧贴临床，实用为主

　　医学的学习，尤其是桥梁学科的学习，主要目的在于为临床工作打下牢固的基础，无论是在病情的诊断、解释上，还是在治疗方法和药物的选择上，都离不开对人体最基本的认识。

桥梁学科学好了，在临床上才能融会贯通，举一反三，学有所用，学以致用。

3. 图表形式，加强记忆

通过图表的对比归类，不但可以加强、加快相关知识点的记忆，通过联想来降低记忆的"损失率"，也可以通过表格中的对比来区分相近知识点，避免混淆，帮助大家理清思路，最大限度帮助我们理解和记忆。

医学免疫学属于基础医学和临床医学的桥梁学科，是研究人体免疫系统的结构和功能，免疫应答及其清除抗原的规律，免疫功能异常所致疾病及其发生机制，以及为这些疾病的诊断与防治提供理论基础和技术方法的科学。全书共分25章，基本涵盖了教材的重点内容。每个章节都由本章核心问题、内容精要等部分组成，重点章节配历年真题，重点内容以下划线标注，有助于学生更好地把握学习重点。

本套丛书可供各大医学院校本科生、专科生及七年制、八年制学生使用，也可作为执业医师和研究生考试的复习参考用书，对住院医师也具有很高的学习参考价值。

由于编者水平有限，如有错漏，敬请各位读者不吝赐教，以便修订、补充和完善。如有疑问，可扫描下方二维码，会有专属微信客服解答。

编 者

2020 年 8 月

目　录

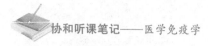

第一章 免疫学概论

核心问题

免疫的定义及免疫系统组成和生理功能、基本类型及特点。

内容精要

免疫学是当今生命科学的前沿学科和现代医学的支撑学科之一。生理状态下免疫具有抗感染、抗肿瘤等免疫保护功能；病理状态下则可能产生组织损伤等病理效果。根据免疫应答发生的时间、抗原识别特点、效应及其机制等，可分为固有免疫和适应性免疫。免疫学在 21 世纪的生命科学和医学发展中，也将为人类疾病的诊断、预防和治疗做出更大的贡献。

一、医学免疫学简介

1. 定义 医学免疫学是研究人体免疫系统的结构和功能的科学，该学科重点阐明免疫系统识别抗原和危险信号后发生免疫应答及其清除抗原的规律，探讨免疫功能异常所致疾病及其发生机制，为这些疾病的诊断、预防和治疗提供理论基础和技术方法。

2. 免疫系统的组成

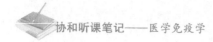

（1）定义

1）免疫：机体识别"自己"、排除"异己（非己）"过程中所产生的生物学效应的总和，正常情况下是维持内环境稳定的一种生理性防御功能。

2）免疫力（免疫功能）：是由机体的免疫系统来执行的。

（2）免疫系统组成：见表1-1。

表1-1　免疫系统的组成

组　　成		具体内容
免疫器官	中枢	骨髓、胸腺
	外周	脾脏、淋巴结、黏膜相关淋巴组织、皮肤相关淋巴组织
免疫细胞		T淋巴细胞
		B淋巴细胞
		吞噬细胞（单核细胞、巨噬细胞、中性粒细胞）
		树突状细胞
		NK细胞
		NKT细胞
		其他（嗜酸性粒细胞和嗜碱性粒细胞等）
免疫分子	膜型分子	TCR、BCR、CD分子、黏附分子、MHC分子、细胞因子受体
	分泌型分子	免疫球蛋白、补体、细胞因子

3. 免疫系统的生理功能　免疫系统有三大功能：免疫防御、免疫监视和免疫自稳。

（1）免疫防御：指免疫系统防止外界病原体的入侵及清除已入侵的病原体及有害的生物性分子，免疫防御功能缺失可发生持续感染；过强或持续，可致超敏反应和炎症性疾病等。

（2）免疫监视：指免疫系统及时发现和清除畸变、基因突变的癌变细胞，避免肿瘤发生。

（3）免疫自稳：指免疫系统清除衰老、凋亡及过度活化细胞，避免自身免疫病发生（表1-2）。

表1-2 免疫的功能

功　能	生理性反应（有利）	病理性反应（有害）
免疫防御	清除病原微生物及其他抗原	应答过强：超敏反应；防御功能过低或感染：持续感染
免疫监视	清除突变或畸变的恶性细胞；清除被病毒感染的靶细胞	监视功能低下：癌变和恶性肿瘤发生
免疫自稳	清除损伤细胞或衰老细胞，发挥免疫调节作用	免疫耐受被打破：自身免疫病和过敏性疾病

4. 免疫的类型及特点

（1）固有免疫

1）个体在长期进化发育过程中与外界环境接触，逐步建立起来的一种无针对性的防御机制亦称为非特异性免疫、天然免疫等。

2）固有免疫是机体抵御病原体和肿瘤的第一道防线。除固有免疫系统中的皮肤、上皮细胞等物理阻隔、补体分子和抗菌肽等的直接抗感染作用，参与固有免疫的且多位于黏膜表面的细胞，通过固有免疫识别受体，如模式识别受体对病原微生物广泛表达的病原体相关模式分子、损伤组织细胞广泛表达的损伤相关模式分子进行识别，经下游信号通路激活转录因子，调控多种效应分子，如Ⅰ型干扰素、细胞因子表达，从而发挥初级、广谱、快速的抗感染、抗肿瘤免疫效应。

3）特点：先天具有、无针对性、能稳定遗传、不产生免疫记忆、同种个体之间差异不明显。

（2）适应性免疫

1）个体在发育过程中接触特定抗原而产生，仅针对该特定抗原发生反应。亦称为特异性免疫、获得性免疫。

2）T细胞通过T细胞抗原受体（TCR）识别抗原提呈细胞（APC）提呈的MHC-T细胞抗原表位复合物，B细胞通过B细胞抗原受体（BCR）识别B细胞抗原表位，在协同刺激分子的参与下，发生T细胞、B细胞的抗原特异性活化、增殖和分化，产生效应细胞（杀伤性T细胞和浆细胞）并分泌效应分子（如抗体、细胞因子等），进而清除抗原；同时一部分效应细胞转化为长寿记忆细胞。

3）特点：后天获得，特异性、记忆性、耐受性。

主治语录：固有免疫和适应性免疫相辅相成，在不同时间、不同空间先后发挥保护机体的功能。

4）适应性免疫包括体液免疫和细胞介导的免疫两类。体液免疫由B细胞产生的抗体介导，主要针对胞外病原体和毒素；细胞介导的免疫又称为细胞免疫，由T细胞介导，主要针对胞内病原体。

（3）固有免疫和适应性免疫比较（表1-3）。

表1-3　固有免疫和适应性免疫比较

比较项目	固有免疫	适应性免疫
获得形式	固有性（或先天性）	后天获得
抗原参与	无须抗原激发	需抗原激发
发挥作用时相	早期，快速（数分钟至4天）	4~5天后发挥效应
免疫原识别受体	模式识别受体	T细胞受体、B细胞受体
免疫记忆	无	有，产生记忆细胞

比较项目	固有免疫	适应性免疫
参与成分	抑菌、杀菌物质，补体，炎症因子吞噬细胞，NK 细胞，NKT 细胞	T 细胞（细胞免疫 - 效应 T 细胞等）、B 细胞（体液免疫 - 抗体）

5. 免疫性疾病　免疫系统的组成和功能发生异常导致的疾病称为免疫性疾病，即不适宜的免疫应答可致免疫性疾病。

6. 免疫学的应用　免疫诊断是应用免疫学的理论、技术和方法诊断各种疾病和测定机体的免疫状态。它是确定疾病的病因和病变部位，或是确定机体免疫状态是否正常的重要方法。通过疫苗接种预防乃至消灭传染病是免疫学的一项重要任务。

二、免疫学进展

1. 经验免疫学时期

（1）16 世纪我国明代已有吸入天花痂粉（接种"人痘"）预防天花的医书记载。

（2）18 世纪后半叶英国乡村医生 Jenner 用牛痘预防天花，接种牛痘在 19 世纪初至中叶已在欧洲广泛推广。

2. 试验免疫学时期　实验免疫学的兴起→细胞免疫和体液免疫学派的形成→免疫学重大学说和理论的提出→免疫学的细胞学基础的奠定。

3. 科学免疫学时期

（1）抗体多样性和特异性的遗传学基础。

（2）T 细胞抗原受体的基因克隆。

（3）MHC 限制性的发现。

（4）细胞因子及其受体。

（5）固有免疫识别理论。

（6）免疫细胞受体信号转导的研究。

三、临床免疫学发展的趋势

1. **免疫诊断**　免疫学诊断方法是临床疾病诊断的重要辅助手段。免疫学诊断技术向着微量、快、自动化方向发展，新的免疫学诊断方法不断涌现。

2. **免疫预防**　疫苗仍是预防和控制传染病的最重要手段并取得了重大进展，但是还面临着许多危害人类健康和生存的传染病，如艾滋病、丙型肝炎等。

3. **免疫治疗发展迅速**　主要包括：①单克隆抗体制剂治疗肿瘤、移植排斥反应和自身免疫病。②基因工程细胞因子在临床某些疾病治疗中显示出独特的疗效，已应用于感染性疾病、肿瘤和血液系统疾病的治疗。③造血干细胞移植有效地挽救白血病等血液系统患者的生命。④肿瘤免疫治疗发展。

 历年真题

免疫系统的三大功能为

A. 免疫防御、免疫应答、免疫记忆

B. 免疫应答、免疫记忆、免疫监视

C. 免疫防御、免疫记忆、免疫监视

D. 免疫防御、免疫自稳、免疫监视

E. 免疫应答、免疫自稳、免疫监视

参考答案：D

第二章　免疫器官和组织

核心问题

1. 中枢免疫器官与外周免疫器官和组织的组成、功能。

2. 淋巴细胞归巢与再循环。

内容精要

免疫器官可分为中枢免疫器官和外周免疫器官。外周免疫器官包括淋巴结、脾和黏膜免疫系统等，是成熟 T 细胞、B 细胞等免疫细胞定居的场所，也是发生免疫应答的部位。成熟淋巴细胞可通过淋巴细胞再循环运行于全身，以增强机体的免疫应答和免疫效应。

一、定义

1. 免疫系统　是由免疫器官和组织、免疫细胞（如淋巴细胞、树突状细胞、NK 细胞、单核巨噬细胞、粒细胞、肥大细胞等）及免疫分子（如免疫球蛋白、补体、各种膜分子及细胞因子等）组成，其主要作用是执行免疫应答及执行免疫功能。

2. 免疫组织　又称为淋巴组织，在人体广泛分布，其中胃肠道、呼吸道、泌尿生殖道等黏膜下含有大量弥散淋巴组织和

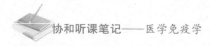

淋巴小结，在黏膜抗感染免疫中发挥主要作用。

3. 免疫器官　骨髓、胸腺、脾脏、淋巴结等属于免疫器官，又称为淋巴器官。按其功能不同，可分为中枢免疫器官和外周免疫器官，二者通过血液循环及淋巴循环互相联系并构成免疫系统的完整网络。

二、中枢免疫器官

1. 定义　中枢免疫器官或称初级淋巴器官，是免疫细胞发生、分化、发育和成熟的场所。

2. 组成　人和其他哺乳类动物的中枢免疫器官包括骨髓和胸腺，鸟类的腔上囊（法氏囊）相当于哺乳类动物的骨髓。

（1）胸腺：是 T 细胞分化、发育、成熟的场所。胸腺微环境对 T 细胞的分化、增殖和选择性发育起着决定性作用。

（2）骨髓：骨髓位于骨髓腔内，分为红骨髓和黄骨髓。红骨髓有活跃的造血功能。骨髓是各种血细胞和免疫细胞发生的场所，是 B 细胞发育、分化、成熟的场所，也是体液免疫应答发生的场所。

　　主治语录：骨髓功能缺陷时，会严重损害机体造血功能，也会导致严重细胞免疫和体液免疫，但将免疫功能正常个体的造血干细胞或淋巴干细胞移植给免疫缺陷个体，可治疗免疫缺陷病和白血病等。

三、外周免疫器官

1. 定义　外周免疫器官或称次级淋巴器官，是成熟淋巴细胞（T 细胞、B 细胞）定居的场所，也是淋巴细胞对外来抗原产生免疫应答的主要部位。

2. 组成　外周免疫器官包括淋巴结、脾和位于胃肠道、呼吸道及泌尿生殖道的黏膜相关淋巴组织等。

（1）淋巴结

1）结构：淋巴结实质分为皮质和髓质。皮质区是 T 细胞、B 细胞聚集区，浅皮质区靠近被膜，是 B 细胞定居场所，称非胸腺依赖区。其中由大量初始 B 细胞聚集形成圆形的初级淋巴滤泡；抗原刺激后，B 细胞大量增殖分化后形成生发中心（GC），称为次级淋巴滤泡。深皮质区靠近髓质，是 T 细胞定居的场所。浅皮质区与髓质之间的深皮质区又称副皮质区，是 T 细胞定居的场所，称为胸腺依赖区。

主治语录：人体全身有 500 ~ 600 个淋巴结（lymph node），是结构完整的外周免疫器官，广泛分布于身体浅表的颈部、腋下、腹股沟及内脏的器官门附近和肠系膜等处。

2）功能：T 细胞和 B 细胞定居的场所；免疫应答场所；过滤作用；参与淋巴细胞再循环。

（2）脾

1）结构：脾脏实质由白髓和红髓组成。白髓是淋巴细胞聚集区。中央动脉周围包围的淋巴组织称为动脉周围淋巴鞘（PALS），由 T 细胞构成，含有少量树突细胞（DC）及巨噬细胞（Mφ）。在 PALS 的旁侧或外围为滤泡 B 细胞（FOB）聚集区，组成初级淋巴滤泡，受抗原刺激后中央部出现生发中心，为次级淋巴滤泡。红髓包括脾索和脾窦，含浆细胞、Mφ 和 DC 等，脾索之间为脾血窦，充满血液。白髓与红髓交界区域为边缘区，内含 T 细胞、B 细胞和较多的 Mφ。

2）功能：脾脏是人体最大的外周免疫器官，T 细胞、B 细胞定居的场所；免疫应答发生的场所；合成活性物质，如补体成分和细胞因子；造血和清除自身衰老损伤细胞及免疫复合物的作用（过滤作用）。

（3）黏膜相关淋巴组织（MALT）：分为肠相关淋巴组织（GALT）、鼻相关淋巴组织（NALT）和支气管相关淋巴组织（BALT）等。包括呼吸道、胃肠道及泌尿生殖道黏膜固有层（LP）和上皮细胞下散在的无被膜淋巴组织，以及某些带有生发中心的淋巴组织，如扁桃体、小肠的派尔集合淋巴结（PP）及阑尾等。MALT 是黏膜局部 T 细胞、B 细胞定居场所及诱导黏膜局部免疫应答的主要部位，同时是 B 细胞受抗原刺激后产生分泌型 IgA（SIgA）的场所。

四、淋巴细胞归巢与再循环

1. 淋巴细胞归巢

（1）定义：指血液中淋巴细胞选择性趋向迁移并定居于外周免疫器官的特定区域或特定组织的过程。

（2）淋巴细胞表面不同的黏附分子（又称归巢受体）与特定组织 HEV 表面的黏附分子（又称地址素）的相互作用决定该细胞的去向（黏膜、皮肤或炎症部位等）。

2. 淋巴细胞再循环　指定居在外周免疫器官的淋巴细胞，由输出淋巴管经淋巴干、胸导管或右淋巴导管进入血液循环，经血液循环到达外周免疫器官后，穿越 HEV，重新分布在全身淋巴器官和组织的反复循环过程。

 历年真题

1. 机体受外源抗原刺激后，发生免疫应答的部位是
   A. 骨髓
   B. 淋巴结
   C. 胸腺
   D. 腔上囊
   E. 外周血

2. 患儿，男。出生后表现持续性鹅口疮，9 个月后因真菌性肺炎死亡。尸检发现其胸腺发育不全。此患儿发生持续感染主要是由于

A. 继发性免疫缺陷

B. 细胞免疫缺陷

C. 体液免疫缺陷

D. 吞噬细胞缺陷

E. 补体系统缺陷

参考答案：1. B 2. B

第三章 抗 原

核心问题

1. 抗原的性质与分子结构基础及影响免疫原性的因素。

2. 抗原的分类及超抗原和佐剂。

内容精要

免疫是机体通过区别"自己"和"非己",对非己物质进行识别、应答和予以清除的生物学效应的总和。这些非己物质就是抗原。其特性具有免疫原性和免疫反应性,因此可分为完全抗原和半抗原。其最小结构与功能单位是抗原表位(包含有顺序表位和构象表位)。抗原还可分为胸腺依赖性抗原和非胸腺依赖性抗原。非特异性免疫刺激剂(如超抗原、丝裂原和佐剂)则以非特异性、MHC 非限制性的方式激活大量淋巴细胞克隆。

一、抗原的性质与分子结构基础

1. 抗原的基本特性

(1) 抗原(antigen, Ag):指能与 T 淋巴细胞、B 淋巴细胞的 TCR 或 BCR 结合,促使其增殖、分化,产生抗体或致敏淋巴细胞,并与之结合,进而发挥免疫效应的物质。

（2）抗原的基本特性

1）免疫原性：指抗原被 T 细胞、B 细胞表面特异性抗原受体（TCR 或 BCR）识别及结合，诱导机体产生适应性免疫应答能力。

2）免疫反应性：抗原与其所诱生的免疫应答物质（抗体或致敏淋巴细胞）特异性结合的能力。

（3）根据抗原的基本特性分类

1）完全抗原：同时具有免疫原性和抗原性的物质，又称免疫原。结构复杂的蛋白质大分子通常为完全抗原，如异种血清等蛋白质物质。

2）不完全抗原：仅具备抗原性而不具备免疫原性的物质，又称为半抗原。半抗原可与免疫应答效应物质结合，具备免疫原性。许多小分子化合物及药物属于半抗原，例如，青霉素降解产物青霉烯酸与血清蛋白结合可成为完全抗原，诱导机体产生 IgE 抗体并介导 I 型超敏反应（青霉素过敏）。

2. 适应性免疫应答的抗原特异性

（1）抗原的特异性指抗原刺激机体产生适应性免疫应答及其与应答产物发生结合所显示的专一性。某一特定抗原只能刺激机体产生针对该抗原的活化 T/B 细胞或抗体，且仅能与该淋巴细胞或抗体发生特异性结合。如乙型肝炎病毒表面抗原，能诱导机体产生 HBsAg 特异性抗体，该抗体仅与 HBsAg 特异性结合，不会与乙型肝炎病毒的其他抗原（如核心抗原）或其他病毒抗原发生结合。利用这一特性研制的人血清 HBsAg 检测试剂盒，可判断是否感染乙型肝炎病毒。

（2）特异性是免疫应答中最重要的特点，是目前免疫学检测、诊断及治疗技术的分子基础。

3. 决定抗原特异性的分子结构基础：抗原表位

（1）抗原表位

1）定义：抗原大分子中，真正被特异性抗原受体识别的结构仅为几个至十几个氨基酸多肽，这些能被 TCR、BCR（或抗体）特异结合的氨基酸结构单位称为抗原表位，又称抗原决定基。

2）表位是抗原分子中决定免疫应答特异性的特殊化学基团，是抗原与 T/B 细胞抗原受体（TCR/BCR）或抗体特异性结合的最小结构与功能单位。通常由 5~15 个氨基酸残基组成。

3）T 细胞、B 细胞通过其表面的特异性抗原受体（TCR/BCR）对抗原的识别呈现高度特异性；被抗原活化的 T 细胞和活化 B 细胞效应产物抗体与抗原的结合也呈高度特异性。上述 2 种特异性的分子基础取决于抗原分子所含的抗原表位。

（2）按空间结构分类

1）顺序表位：是由连续线性排列的氨基酸片段构成，又称为线性表位。

2）构象表位：又称为非线性表位。指序列不连续排列，但在空间上形成特定的构象的若干氨基酸。

（3）根据 T 细胞、B 细胞所识别的抗原表位的不同，表位可分为 T 细胞表位和 B 细胞表位。

1）细胞仅识别由 APC 加工后与 MHC 分子结合为复合物并提呈于 APC 表面的线性表位，此类表位称 T 细胞表位。

T 细胞表位可分为 2 种：①CD8$^+$T 细胞识别的表位，含 8~10 个氨基酸，其中第 2、9 位氨基酸为锚定氨基酸。②CD4$^+$T 细胞识别的表位，较长，含 13~17 个氨基酸。

2）BCR 或抗体识别的 B 细胞表位，无须 APC 加工和提呈，含 5~15 个氨基酸，多为构象表位，少数为线性表位，位于抗原分子表面。

3）T 细胞表位和 B 细胞表位的比较（表 3-1）。

表 3-1 T 细胞和 B 细胞抗原表位的比较

比较项目	T 细胞抗原表位	B 细胞抗原表位
表位受体	TCR	BCR
表位组成成分	蛋白多肽	蛋白多肽、多糖、脂多糖、核酸等
表位类型	线性表位	构象表位或线性表位
表位位置	抗原分子任意部位	抗原分子表面
表位大小	CD8+T 细胞：8~12 个氨基酸 CD4+T 细胞：13~17 个氨基酸	5~15 个氨基酸
MHC 分子	必须存在	无须

4. 半抗原-载体效应 天然蛋白抗原同时存在 T 细胞和 B 细胞表位，可分别激活 T 细胞和 B 细胞，其中 B 细胞激活有赖于 T 细胞辅助。某些人工合成的简单有机化学分子属半抗原，免疫原性很低，须与蛋白质载体偶联才可诱导抗半抗原的抗体产生。

其机制为 B 细胞特异性识别半抗原；蛋白载体含 CD4+T 细胞表位，被 B 细胞或其他 APC 提呈并活化 CD4+T 细胞。由此，T-B 细胞通过载体而相联系，Th 细胞借此相互作用辅助激活 B 细胞。

5. 共同抗原表位与交叉反应

（1）共同抗原表位：2 种不同抗原间具有的相同或相似的抗原表位。

（2）交叉反应：某些抗原诱生的特异性抗体或活化淋巴细胞，不仅可与自身抗原表位特异性结合，还可与其他抗原中相同或相似的表位反应。

（3）交叉抗原：含共同抗原表位的不同抗原。

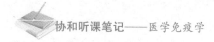

主治语录：机体感染链球菌导致风湿性心脏病的主要原因是链球菌中含有与心肌抗原的交叉抗原，其诱导的抗体与 T 细胞可交叉攻击心肌。

二、影响抗原免疫应答的因素

1. 抗原分子的理化与结构性质

（1）异物性：除自身抗原外，抗原通常为非己物质。

1）抗原与机体之间的亲缘关系越远，组织结构差异越大，异物性越强，其免疫原性就越强。

2）即使同一种属，不同个体仍存在特异性。

3）自身成分如发生改变，可被机体视为异物成为自身抗原；未发生改变的自身成分，也具有免疫原性。

（2）化学性质：天然抗原多为大分子有机物，蛋白质多为良好的抗原。糖蛋白、脂蛋白和多糖类、脂多糖都有免疫原性。

（3）分子量大小：抗原的分子量越大，含有抗原表位越多，结构越复杂，则免疫原性越强。大于 100kDa 的为强抗原，小于 10kDa 的通常免疫原性较弱，甚至无免疫原性。

（4）结构复杂性：分子量大小并非决定免疫原性的绝对因素，分子结构的复杂性同样重要。例如，明胶分子缺乏苯环氨基酸，其稳定性差，免疫原性弱，但偶联酪氨酸后免疫原性显著增强。胰岛素分子量小，但其结构复杂，免疫原性仍强。

（5）分子构象：对免疫原性有较大影响。某些抗原变性后所含构象表位发生改变，可失去诱导抗原的能力。

（6）易接近性：表位氨基酸残基所处侧链不同位置可影响抗原与 BCR 的空间结合，进而影响免疫原性和免疫反应性。

（7）物理状态：一般聚合状态的蛋白质较其单体具有更强

的免疫原性；颗粒性抗原的免疫原性强于可溶性抗原。免疫原性弱的物质组装为颗粒性物质或吸附在其他颗粒物质表面，可增强其免疫原性。

2. 宿主方面的因素

（1）遗传因素：机体对抗原的应答能力受遗传基因控制（特别是主要组织相容性复合体）。

（2）年龄、性别与健康状态

1）青年通常比幼年和老年个体对抗原的免疫应答强；新生动物或婴儿由于 B 细胞尚未成熟，对多糖类抗原不应答，故易引起细菌感染。

2）雌性比雄性动物诱导抗体的能力强，但怀孕时的应答能力受到显著抑制，同时发生由自身抗体介导的自身免疫病的概率也增高。

3）感染或免疫抑制剂都能干扰和抑制免疫系统对抗原的应答。

3. 抗原进入机体的方式

（1）适中的抗原剂量可诱导免疫应答，而过低和过高抗原量可诱导免疫耐受。

（2）皮内注射和皮下免疫途径容易诱导免疫应答，肌内注射次之，而静脉注射效果较差，口服免疫则易诱导耐受。

（3）适当间隔（如1~2周）免疫可诱导较好免疫应答，频繁注射抗原则可能诱导耐受。

（4）不同类型的免疫佐剂可显著改变免疫应答的强度和类型。

三、抗原的种类

1. 根据诱生抗体时需否 Th 细胞参与分类

（1）胸腺依赖性抗原（TD-Ag）

1）大多数蛋白质抗原（如病原微生物、大分子化合物、血清蛋白等）刺激 B 细胞产生抗体时必须依赖 T 细胞辅助，故又称 T 细胞依赖抗原。

2）其主要为大分子蛋白质，由 T 细胞表位和 B 细胞表位构成。先天性胸腺缺陷和后天性 T 细胞功能缺陷的个体，TD-Ag 诱导机体产生抗体的能力明显低下。

（2）胸腺非依赖性抗原（TI-Ag）

1）有些抗原刺激机体产生抗体时无须 T 细胞的辅助，又称 T 细胞非依赖性抗原。其多为多糖类物质，有多个重复的 B 细胞表位。

2）TI-Ag 可分为 TI-1 抗原和 TI-2 抗原。TI-1 抗原含有抗原表位、具有丝裂原性质，可激活多克隆 B 细胞。TI-2 抗原含有多个重复 B 细胞表位，通过交联 BCR 使成熟 B 细胞应答。婴儿和新生动物对 TI-2 抗原不应答或低应答。

2. 根据抗原与机体的亲缘关系分类

（1）异嗜性抗原：指存在于人、动物及微生物之间的共同抗原。又称 Forssman 抗原。

（2）异种抗原：指来自于另一物种的抗原，如病原微生物等对人而言均为异种抗原。

（3）同种异型抗原（也称同种抗原或同种异体抗原）：指同一种属不同个体间所存在的抗原。

（4）自身抗原：在一些感染、外伤、药物等特殊情况中，一些自身成分也可诱导特异性的免疫应答。

（5）独特型抗原

1）某种抗原刺激机体 B 细胞产生的抗体，也可能刺激机体内其他 B 细胞产生抗体，即具备免疫原性。这是由于抗体（Ig）或 TCR/BCR（mIgM）的可变区内含有具备独特空间构型的氨基酸顺序，称为互补决定区（CDR）。

2）抗体（Ab1）中此类独特的氨基酸序列所组成的抗原表位称为独特型（Id）抗原，Id 抗原所诱生的抗体（即抗抗体，或称 Ab2）称抗独特型抗体（AId）。

3. 根据抗原是否在抗原提呈细胞内合成分类

（1）内源性抗原：指在抗原提呈细胞内新合成的抗原，在细胞内加工处理为抗原短肽，与 MHC Ⅰ 类分子结合成复合物，被 CD8$^+$T 细胞的 TCR 识别。

（2）外源性抗原：指并非由抗原提呈细胞合成、来源于细胞外的抗原，被酶解加工为抗原短肽后，与 MHC Ⅱ 类分子结合为复合物，提呈于 APC 表面被 CD4$^+$ T 细胞的 TCR 识别。

4. 其他分类

（1）按产生方式不同：天然抗原、人工抗原。

（2）按物理性状不同：颗粒性抗原、可溶性抗原。

（3）按抗原化学性质：蛋白质抗原、多糖抗原、核酸抗原等。

（4）按抗原诱导免疫应答的作用：移植抗原、肿瘤抗原、变应原（诱导变态反应的抗原）及耐受原（可诱导机体产生免疫耐受的抗原）等。

四、非特异性免疫刺激剂

1. 超抗原（SAg）

（1）定义：指只需要极低浓度就可以激活人体总 T 细胞克隆，产生极强的免疫应答的抗原物质，其实质多为克隆激活剂。

（2）超抗原一端直接与 TCR 的 VB 链结合，另一端则与 APC 表面的 MHC Ⅱ 类分子 α 螺旋外侧结合，以完整蛋白的形式激活 T 细胞，该激活不涉及抗原表位与 MHC 及 TCR 的识别，无 MHC 限制性。故超抗原能激活大量的 T 细胞克隆。

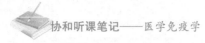

（3）超抗原与普通抗原的比较（表3-2）。

表3-2　超抗原与普通抗原的比较

比较项目	超抗原	普通抗原
化学性质	细菌外毒素、反转录病毒蛋白等	普通蛋白质、多糖等
MHC 结合部位	抗原结合槽外部	抗原结合槽内部（其氨基酸序列具高度多态性）
TCR 结合部位	Vβ 链 CDR3 外侧区域	Vα、Jα 及 Vβ、Dβ、Jβ
MHC 限制性	无	有
应答特点	直接激活大量 T 细胞	APC 加工后激活特异性 T 细胞
反应细胞	$CD4^+$T 细胞	T 细胞、B 细胞
T 细胞库反应频率	1/50~1/5	$1/10^6 \sim 1/10^4$

2. 佐剂

（1）定义：预先或与抗原同时注入体内，可增强机体对该抗原的免疫应答或改变免疫应答类型的非特异性免疫增强性物质。

（2）作用机制

1）改变抗原物理性状，延缓抗原降解和排除，延长抗原在体内潴留时间。

2）刺激单核巨噬细胞系统，增强其对抗原的处理和提呈能力。

3）刺激淋巴细胞的增殖分化，增强和扩大免疫应答的能力。

（3）应用

1）作为非特异性免疫增强剂，预防接种疫苗成分配置。

2）用于抗肿瘤与抗感染的辅助免疫治疗添加剂。

（4）分类：生物性佐剂、无机化合物、人工合成物、有机物、脂质体。

3. **丝裂原** 丝裂原又称为有丝分裂原，可以与淋巴细胞表面的相应受体结合，刺激静止淋巴细胞转化为淋巴母细胞并进行有丝分裂，从而激活某一类淋巴细胞的全部克隆，是一种非特异性的淋巴细胞多克隆激活剂。

 历年真题

1. 下列关于完全抗原的说法，正确的是
   A. 有免疫原性，无免疫反应性
   B. 无免疫原性，有免疫反应性
   C. 既无免疫原性，又无免疫反应性
   D. 既有免疫原性，又有免疫反应性
   E. 不能激发细胞免疫应答

2. 下列参与 TD-Ag 刺激 B 细胞产生抗体的必需细胞是
   A. 巨噬细胞
   B. T 细胞
   C. 巨噬细胞、T 细胞、B 细胞
   D. 巨噬细胞和 B 细胞
   E. 巨噬细胞和 T 细胞

参考答案：1. D 2. B

第四章 抗 体

> ## 核心问题
>
> 1. 抗体的结构、功能，多样性和免疫原性。
> 2. 各类抗体分子结构和功能异同点。

内容精要

抗体（Ab）是由 B 细胞接受抗原刺激后增殖分化为浆细胞所产生的、具有多种生物学功能的、介导体液免疫的效应分子。抗体由 2 条重链和轻链，经链间二硫键连接而成，分为可变区、恒定区和绞链区。抗体的功能与其结构密切相关。多克隆抗体、单克隆抗体和基因工程抗体等人工制备的抗体已被广泛应用。

一、抗体的结构

1. 抗体的定义和基本结构 抗体（免疫球蛋白）是免疫系统在抗原刺激下，由 B 细胞或记忆 B 细胞增殖分化成的浆细胞所产生的，可与相应抗原发生特异性结合的免疫球蛋白，是介导体液免疫的重要效应分子。主要分布在血清中，也分布于组织液、外分泌液及某些细胞膜表面。是由 2 条完全相同的重链和 2 条完全相同的轻链通过二硫键连接的呈 Y 形的单体。

免疫球蛋白（Ig）和抗体（Ab）是同一概念，前者强调其化学结构为球蛋白，后者更强调其免疫学功能为 B 细胞接受特异抗原刺激后所产生的可特异结合抗原的糖蛋白。Ab 在血清的含量最高，因此又称为抗血清。

（1）重链和轻链

1）重链：分子量为 50~75kD，由 450~550 个氨基酸残基组成。可根据恒定区抗原性不同分为 γ、μ、α、σ、ε 5 种，据此也可将免疫球蛋白分为 5 类，即 IgM、IgD、IgG、IgA 和 IgE。

2）轻链：分子量约为 25kD，由 214 个氨基酸残基构成。根据恒定区抗原性不同可分为 κ、λ 2 种，据此可将 Ig 分为 2 型（type），即 κ 型和 λ 型。

（2）可变区和恒定区：免疫球蛋白轻链和重链中靠近 N 端氨基酸序列变化较大的区域称为可变区（V 区）；而靠近 C 端氨基酸序列相对稳定的区域，称为恒定区（C 区）。

1）可变区：重链和轻链的 V 区分别称为 V_H 和 V_L，决定抗原、抗体结合的特异性。V 区又可分为高变区（互补性决定区）和骨架区。①高变区（HVR）：又称为互补性决定区（CDR）。V_L 和 V_H 各有 3 个区域的氨基酸组成和排列顺序高度可变。CDR 区氨基酸的多样性是抗体与数量庞大的不同抗原特异性结合的分子基础。②骨架区（FR）：V 区中非 HVR 部位的氨基酸的组成和排列相对保守，V_L 和 V_H 中各有 4 个 FR。FR 区的主要作用是稳定 CDR 区的空间构型，以利于抗体 CDR 与抗原决定簇间的精细、特异性结合。

2）恒定区：重链和轻链的 C 区分别称为 C_H 和 C_L。

同一种属中，同一类重链和同一型轻链 C 区氨基酸的组成和排列比较恒定。虽然 C 区不直接和抗原相结合，但是可以介导 Ig 的多种生物学活性。

（3）铰链区：位于 C_H1 与 C_H2 之间，含有丰富的脯氨酸，因此易伸展弯曲，有利于两臂同时结合 2 个不同的抗原表位。

2. 抗体的辅助成分

（1）J链：J链（joining chain）是由124个氨基酸组成，是富含半胱氨酸的酸性糖蛋白，由浆细胞合成，主要功能是将单体Ab分子连接为二聚体或多聚体。2个IgA单体由J链连接形成二聚体，5个IgM单体由二硫键相互连接，并通过二硫键与J链连接形成五聚体。IgG、IgD和IgE常为单体，无J链。

（2）分泌片：分泌片又称为分泌成分（SC），是分泌型IgA分子上的一个辅助成分，为含糖肽链，由黏膜上皮细胞合成和分泌，并结合于IgA二聚体上，使其成为分泌型IgA（SIgA）。其具有保护SIgA的铰链区免受蛋白水解酶降解的作用，并介导SIgA二聚体从黏膜下通过黏膜上皮细胞转运到黏膜表面。

3. 免疫球蛋白的水解片段　木瓜蛋白酶和胃蛋白酶是最常用的2种蛋白水解酶。

（1）木瓜蛋白酶水解片段：木瓜蛋白酶可在铰链区近N端处将免疫球蛋白水解为2个完全相同抗原结合片段（Fab）+1个可结晶片段（Fc）。

（2）胃蛋白酶水解片段

1）胃蛋白酶在铰链区的近C端将Ab水解。

2）在胃蛋白酶作用下水解为1个双价活性F（ab'）2片段+一些小片段pFc'。

3）F（ab'）2由2个Fab及铰链区组成，因此为双价，可同时结合2个抗原表位。被广泛用于生物制品。

4. 免疫球蛋白超家族　在抗体分子中，除了CDR区的氨基酸高度变化外，其余结构域的氨基酸序列相对保守，这些序列折叠成特定的球形结构，被称为免疫球蛋白折叠。

免疫球蛋白折叠提示具有这种折叠模式的分子可能是由共同的祖先基因进化而来，被称之为免疫球蛋白超家族（IgSF）。

二、抗体的多样性和免疫原性

1. 所有的抗体均由 V 区和 C 区组成，但不同抗原刺激 B 细胞所产生的抗体在特异性及类型等方面均不尽相同，呈现出明显的多样性。抗体的多样性是由免疫球蛋白基因重排决定并经抗原选择表现出来的，反映了机体对抗原精细结构的识别和应答。

2. 抗体既可与相应的抗原发生特异性结合，其本身又因具有免疫原性可激发机体产生特异性免疫应答。其结构和功能的基础在于抗体分子中包含抗原表位。这些抗原表位呈现 3 种不同的血清型。

（1）同种型：存在于同种抗体分子中的抗原表位即为同种型，是同一种属所有个体 Ab 分子共有的抗原特异性标志，为种属型标志，存在于 Ab 的 C 区。

（2）同种异型：存在于同种属不同个体 Ab 中的抗原表位，称为同种异型，是同一种属不同个体间 Ab 分子所具有的不同抗原特异性标志，为个体型标志，存在于 Ab 的 C 区。

（3）独特型：即使是同一种属、同一个体来源的抗体分子，其免疫原性亦不尽相同，称为独特型。独特型是每个抗体分子所特有的抗原特异性标志，其表位被称为独特位。

独特型在异种、同种异体甚至同一个体内均可刺激产生相应抗体，即抗独特型抗体（AId 或 Ab2）。

三、抗体的功能

1. IgV 区的功能

（1）主要功能

1）识别并特异性结合抗原，执行该功能的结构是抗体 V 区，CDR 在识别和结合特异性抗原中起决定性作用。

2）抗原结合价：Ab 结合抗原表位的个数。单体 Ig 可结合 2 个抗原表位，为双价。分泌型 IgA 为 4 价；五聚体 IgM 由于立体构型的空间位阻，只能结合 5 个抗原表位，故为 5 价。

（2）其他

1）抗体的 V 区在体内可结合病原微生物及其产物，具有中和毒素、阻断病原入侵等免疫防御功能。

2）B 细胞膜表面的 IgM 和 IgD 等 Ig 构成 B 细胞的抗原识别受体 BCR，能特异性识别抗原分子。在体外可发生各种抗原抗体结合反应，以利于抗原或抗体的检测和功能的判断。

2. IgC 区的功能

（1）激活补体：抗体与相应抗原结合后，其构型改变而使其 C_H2 和 C_H3 结构域内的补体结合位点暴露，故通过经典途径激活补体系统，产生多种补体的效应功能。

IgM、IgG1 和 IgG3 激活补体的能力较强，IgG2 较弱。

IgA、IgE 和 IgG4 本身难以激活补体，但形成聚合物后可通过旁路途径激活补体系统。

（2）结合 Fc 受体

1）调理作用：IgG、IgA 和 IgE 可通过其 Fc 段与表面具有相应 Fc 受体的免疫细胞结合使细胞接近抗原，称调理。IgG（特别是 IgG1 和 IgG3）结合细菌后可通过其 Fc 段与巨噬细胞或中性粒细胞表面的 FcγR 结合，通过 IgG 的"桥联"作用，增强吞噬细胞的吞噬杀菌作用。

2）抗体依赖的细胞介导的细胞毒作用（ADCC）：IgG 与靶细胞表面抗原特异性结合，效应细胞表面 FcγR 与靶细胞表面 IgG 的 FcR 结合，通过效应细胞释放穿孔素、颗粒酶等杀伤靶细胞，主要由 NK 细胞、巨噬细胞、中性粒细胞介导。

3）介导Ⅰ型超敏反应：IgE 的 Fc 段与肥大细胞、嗜碱性粒细胞表面 FcεRⅠ结合并使其致敏，同变应原再次进入机体与致敏靶细胞表面特异性 IgE 结合，即可激发脱敏颗粒，介导 I 型超敏反应。

（3）穿过胎盘和黏膜：IgG 是唯一可以穿过胎盘的免疫球蛋白；分泌型 IgA 可以穿过呼吸道和消化道黏膜，参与黏膜局部免疫。IgG 与胎盘滋养层细胞表达的新生 Fc 受体（FcRn）结合，转移到滋养层细胞内主动进入胎儿血循环，赋予新生儿抗感染免疫力。

四、各类免疫球蛋白的特性与功能

1. IgG

（1）血清和细胞外液中含量最高，占血清总 Ig 的 75%~80%，易扩散，以单体形式存在。

（2）出生后 3 个月开始合成，3~5 岁接近成人水平。

（3）唯一能够通过胎盘的 Ig，发挥天然被动免疫功能。

（4）可以通过经典途径活化补体。

（5）可以发挥调理作用、ADCC 作用。

（6）是抗感染的主要抗体，抗菌、抗病毒、抗毒素。

（7）参与 II、III 型超敏反应和某些自身免疫病。

（8）半衰期长（20~23 天），故临床使用丙种球蛋白进行免疫治疗时，应以每 2~3 周注射 1 次为宜。

> 主治语录：人 IgG1、IgG2 和 IgG4 可通过其 Fc 段与葡萄球菌蛋白 A（SPA）结合，借此可纯化抗体，并用于免疫诊断。

2. IgM

（1）为五聚体，分子量最大，称为巨球蛋白。

（2）个体发育过程中最早合成和分泌的抗体，在胚胎发育晚期的胎儿即能产生 IgM。

（3）初次体液免疫应答中最早出现的抗体，血清 IgM 升高说明有近期感染。

（4）强大激活补体能力，对早期免疫防御有重要意义。

3. IgA

（1）可分为单体的血清型和二聚体的分泌型 IgA。

（2）分泌型 IgA 主要由黏膜相关淋巴组织产生，是黏膜局部感染免疫的重要因素。SIgA 也是维持肠道正常菌群、维持肠道免疫耐受的重要分子。

（3）婴儿通过初乳获得 SIgA，发挥重要的自然被动免疫。婴儿出生后 4~6 个月开始合成 IgA。IgA 合成不足与新生儿易患呼吸、胃肠道感染有关。

4. IgD

（1）正常人血清 IgD 浓度很低（约 $30\mu g/ml$），仅占血清免疫球蛋白总量的 0.2%，易被蛋白酶水解，生物学功能尚不清楚。

（2）膜结合型 IgD（mIgD）是 B 细胞分化发育成熟的标志，未成熟 B 细胞仅表达 mIgM，成熟 B 细胞可同时表达 mIgM 和 mIgD。但活化的 B 细胞或记忆 B 细胞不表达 mIgD。

5. IgE

（1）正常人血清中含量最少的 Ig。

（2）主要由黏膜下淋巴组织中的浆细胞分泌。

（3）是亲细胞抗体，可与肥大细胞、嗜碱性粒细胞表面的 FcεR 结合，介导 I 型超敏反应。IgE 可能与机体抗寄生虫免疫有关（5 类 Ig 的比较见表 4-1）。

表 4-1　5 类 Ig 的比较

比较项目	IgG	IgM	IgA	IgD	IgE
重链名称	γ	μ	α	δ	ε

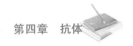

续 表

比较项目	IgG	IgM	IgA	IgD	IgE
主要存在形式	单体	五聚体	单体、双体	单体	单体
占血清总Ig的百分量	75	5~10	10	<1	<0.001
外分泌液中是否存有	无	有	大量	无	无
经典途径活化补体	有	有	无	无	无
结合吞噬细胞	最强	不能	可以	不能	可结合嗜酸性粒细胞
结合肥大细胞和嗜碱性粒细胞	不能	不能	不能	不能	能
结合SPA	能	可以/不能	可以/不能	不能	不能
合成部位	脾、淋巴结浆细胞	脾、淋巴结浆细胞	黏膜相关淋巴样组织	扁桃体、脾浆细胞	黏膜固有层浆细胞
初始合成期	出生后3个月	胚胎后期	生后4~6个月	较晚	较晚
能否通过胎盘	能	不能	不能	不能	不能
免疫功能	抗菌、抗病毒、抗毒素，自身抗体	早期防御作用，强大激活补体能力	黏膜局部免疫作用	尚不清楚	抗寄生虫感染，I型超敏反应

五、人工制备抗体

1. 多克隆抗体　指用含多种抗原表位的抗原免疫动物，同

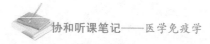
时刺激多个 B 细胞克隆产生的免疫球蛋白，是包含多种特异性抗体的混合物。

多克隆抗体的优点是作用全面，具有中和抗原、免疫调理、介导补体依赖的细胞毒作用（CDC）、ADCC 等重要作用，来源广泛、制备容易；其缺点是特异性不高、易发生交叉反应，不易大量制备，从而应用受限。

2. 单克隆抗体　指借助杂交瘤（既有骨髓瘤细胞大量扩增和永生的特性，又具有免疫 B 细胞合成和分泌特异性抗体的能力）技术，由一个 B 细胞克隆产生的，只针对单一抗原表位的特异性的抗体。特点：高特异性，高纯度，高效价，易于制备。

3. 基因工程抗体　通过基因工程技术制备的抗体或抗体片段称为基因工程抗体。优点：既保持 mAb 均一性、特异性强的优点，又能克服其为鼠源性的弊端。

 历年真题

1. 免疫球蛋白（Ig）分类的主要依据是
   A. L 链
   B. H 链
   C. 二硫键数目
   D. 单体数
   E. 相对分子质量大小

2. 下列关于 Ig 的描述，正确的是
   A. 具有免疫原性

B. IgD 构成的免疫复合物通过 C1q 激活补体

C. IgM 中含分泌片

D. Ig 有 κ 和 λ 两类重链

E. 可被胃蛋白酶水解成 Fab 和 Fc 段

参考答案：1. B　2. A

第五章　补体系统

核心问题

1. 补体 3 条激活途径及各自的生物学意义。
2. 补体激活的调节，补体的生物学功能。
3. 补体系统的相关疾病及其机制。

内容精要

补体系统是体内重要的免疫效应放大系统，广泛参与固有免疫和适应性免疫的效应机制。微生物成分、抗原-抗体复合物等可循 3 条既独立又交叉的途径，启动丝氨酸蛋白酶级联反应激活补体，发挥溶解病原、促炎和清除免疫复合物等功能。补体活化过程中产生多种具有重要生物学效应的活性片段，参与机体免疫调节和炎症反应。补体固有成分或其调节蛋白缺陷，会导致某些免疫病理过程的发生和发展。

一、补体的组成与生物学特性

1. 定义　指存在于血清、组织液和细胞膜表面的一组经活化后具有酶活性的蛋白质。包括 30 余种可溶性蛋白和膜结合蛋白。

2. 组成

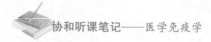

（1）固有成分：存在于血浆及体液中，参与补体激活的蛋白质。

1）经典激活途径的 C1q、C1r、C1s、C4、C2。

2）旁路激活途径的 B 因子、D 因子和备解素。

3）凝集素激活途径的 MBL、MBL 相关丝氨酸蛋白酶（MASP）。

4）补体活化的共同组成成分 C3、C5、C6、C7、C8 和 C9。

（2）调节蛋白：存在于血浆中和细胞膜表面，通过调节补体激活途径中关键酶而控制补体活化强度和范围的蛋白分子。

（3）补体受体：存在于不同细胞膜表面，能与补体激活后所形成的活性片段相结合，介导多种生物效应的受体分子。

3. 理化性质

（1）补体系统各成分均为糖蛋白，但有不同的肽链结构。

（2）各成分分子量变动范围很大。血清补体蛋白占血清总蛋白的 5%～6%，含量相对稳定，但在某些疾病情况下可有波动。

（3）补体固有成分对热不稳定，故补体应保存在 -20℃ 以下。紫外线照射、机械振荡等可使补体失活。

4. 补体的代谢

（1）补体的来源：体内许多不同组织细胞均能合成补体蛋白，肝细胞和巨噬细胞是补体的主要产生细胞。血浆中大部分补体组分由肝细胞分泌，但在不同组织中，尤其在炎症灶中，巨噬细胞是补体的主要来源。

（2）补体生物合成的调节：补体的生物合成具有 2 个特点：①补体的基因表达存在组织特异性，不同细胞各自调节各自补体的生物合成。②补体生物合成可受多种因素调节，包括局部组织特异因子和全身激素。

主治语录：某些补体组分属于"急性期反应物"，机体应激反应中所产生的细胞因子（如 IL-1、IL-6、TNF-α、IFN-γ 等）可调节其生物合成。

（3）补体的分解代谢：补体代谢率极快，血浆补体每天约有一半被更新。

二、补体的激活

1. 补体活化的经典途径

过程：是病原诱导产生特异性 Ab 后，IgG 或 IgM 结合至固相微生物表面，暴露 Fc 端补体结合位点，与 C1q 结合，顺序活化 C1r、C1s，进而将 C4 裂解为 C4a 和 C4b。固相 C4b 结合 C2，C1s 将其裂解为 C2a 和 C2b，形成 C4b2a（C3 转化酶），将结合并裂解 C3 为 C3a 和 C3b，形成 C4b2a3b（C5 转化酶），将 C5 裂解为 C5a 和 C5b，固相 C5b 结合 C6、C7 形成 C5b67 复合物，嵌入细胞膜脂质层，进而与 C8、若干 C9 分子聚合，形成 C5b6789n 纳米孔道，即攻膜复合物（MAC），导致细胞崩解，电解质外放。

激活物：经典途径的激活物主要是与抗原结合的 IgG、IgM 分子。人类不同类型抗体活化 C1q 的能力各异（IgM>IgG3>IgG1>IgG2），IgG4 无激活经典途径的能力。

主要特点：①激活物主要是由 IgG 或 IgM 结合膜型抗原或游离抗原所形成的免疫复合物（IC），C1q 识别抗原-抗体复合物是该途径的起始步骤。②C3 转化酶和 C5 转化酶分别是 C4b2a 和 C4b2a3b。③启动有赖于特异性抗体产生，在感染后期（或恢复期）才能发挥作用，并参与抵御相同病原体再次感染机体。

2. 补体活化的旁路途径

（1）过程：也称为替代激活途径，不依赖于 Ab，细菌、内毒素、酵母多糖、葡聚糖等在 B、D 因子和备解素参与下直接激活 C3 自发裂解为 C3b，C3b 与固相细菌表面结合并结合 B 因子，D 因子裂解 B 为 Bb 和 Ba，Bb 进一步裂解 C3 成 C3b，形成旁路途径 C3 转化酶 C3bBb，备解素（P）与之结合稳定 C3 转化酶。C3b 与 C3bBb 复合物结合为 C3bBb3b（旁路途径 C5 转化酶）。后续 MAC 形成与经典途径相同。

（2）激活物：某些细菌、内毒素、酵母多糖、葡聚糖均可成为旁路途径"激活物"，实际为补体激活提供保护性环境和接触的表面。

（3）主要特点：①激活物是细菌、真菌或病毒感染细胞等，为自发产生的 C3b 提供反应表面。②C3 转化酶和 C5 转化酶分别是 C3bBb 和 C3bBb3b。③存在正反馈放大环路。④无须抗体存在即可激活补体，故在抗体产生之前的感染早期或初次感染即可发挥作用。

3. 凝集素激活途径

（1）过程：是血清甘露糖结合凝集素（MBL）直接结合病原微生物表面的 N 氨基半乳糖或甘露糖，进而依次活化 MBL 相关的丝氨酸蛋白酶，MASP2 类似 C1s 裂解 C4、C2，生成 C3 转化酶 C4b2a；MASP1 裂解 C3 生成 C3b，形成 C3 转化酶 C3bBb。后续激活途径与经典途径或旁路途径相同。MBL 途径对补体经典途径和旁路途径活化具有交叉促进作用。

（2）激活物：病原体表面的糖结构。MBL 和纤维胶原素（FCN）可选择性识别多种病原体表面以甘露糖、甘露糖胺等为末端糖基的糖结构。含这些末端糖基的糖结构在哺乳动物中少见，是细菌、真菌及寄生虫细胞表面的常见成分。

（3）主要特点：①激活物质非常广泛，主要是多种病原微生物表面的 N 氨基半乳糖或甘露糖，由 MBL 和 FCN 等识别。②除识别机制有别于经典途径外，后续过程基本相同。③对经典途径和旁路途径具有交叉促进作用。④无须抗体参与即可激活补体，可在感染早期或初次感染中发挥作用。

4. 3 条补体激活途径出现的先后顺序是旁路途径→MBL 途径→经典途径。3 条补体活化途径的比较见表 5-1，有共同的末端通路（图 5-1）。

表 5-1　3 条补体活化途径的比较

比较项目	经典途径	MBL 途径	旁路途径
激活物	免疫复合物	MBL 与病原体复合物	脂多糖
参与的物质	C1～C9	C2～C9	C3、C5～C9、P 因子、B 因子、D 因子
首先激活物	C1	C4	C3
反应过程	C1 → C4、C2 → C3 → C5 → C9	C4、C2 → C3 → C5 →C9	C3 → C5 →C9
C3 转化酶	C4b2b	C3bBb	C4b2b
C5 转化酶	C4b2b3b	C3bBb3b	C4b2b3b
作用时间	晚，抗体产生后	早，稍晚于旁路途径	早，抗体产生前

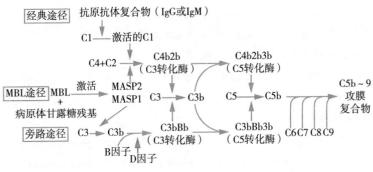

图 5-1　3 条补体激活途径间的关系

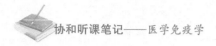

三、补体活化的调节

机体对补体系统活化调控机制主要包括：①控制补体活化的启动。②补体活性片段发生自发性衰变。③血浆和细胞膜表面存在多种补体调节蛋白，通过控制级联酶促反应过程中酶活性和 MAC 组装等关键步骤而发挥调节作用。

1. 针对经典途径前端反应的调节机制　C4b2a 是经典途径和凝集素途径的 C3 转化酶。针对 C4b2a 的调节因子均发挥负调控作用，是阻断 C4b2a 形成，或分解已形成的 C4b2a，使之灭活。另外，C5 转化酶 C4b2a3b 也受此机制调控。

在该环节起作用的补体调节蛋白有 C1 抑制物（C1INH）、CR1、C4 结合蛋白（C4bp）、膜辅蛋白（MCP）、衰变加速因子（DAF）等。常见的调节因子及功能（表 5-2）。

表 5-2　常见的调节因子及功能

调节因子	功　　能
可溶性调节蛋白	
C1 抑制物（C1INH）	抑制 C1r、C1s、MASP 活性，阻断 C4b2a 形成
C4 结合蛋白（C4bp）	抑制 C4b2a、C4b2a3b 形成与活性
I 因子（If）	抑制 C4b2a、C4b2a3b、C3bBb、C3bBb3b 形成与活性
H 因子（Hf）	抑制 C3bBb、C3bBb3b 形成与活性
P 因子（Pf）	稳定 C3bBb
S 蛋白（SP）	抑制 MAC 形成
群集素	抑制 MAC 形成
膜型调节蛋白	
补体受体 1（CR1）	抑制 C4b2a、C3bBb、C4b2a3b、C3bBb3b 形成与活性
衰变加速因子（DAF，CD55）	抑制 C4b2a、C3bBb、C4b2a3b、C3bBb3b 形成与活性

调节因子	功　　能
膜辅蛋白（MCP，CD46）	抑制 C4b2a、C3bBb、C4b2a3b、C3bBb3b 形成与活性
MIRL/CD59	抑制 MAC 形成

2. 针对旁路途径前端反应的调节机制　多种调节蛋白可调控旁路途径 C3 转化酶（C3bBb）形成，或抑制已形成 C3 转化酶的活性。旁路途径 C5 转化酶 C3bBb3b 也受此机制调控。P 因子起正调节作用。

3. 针对 MAC 的调节机制　补体活化的共同末端通路中，多种补体调节蛋白可抑制 MAC 形成和活性，从而保护自身正常细胞免遭补体攻击。这些因子包括膜反应性溶破抑制物（MIRL）、同源限制因子（HRF）［亦称 C8 结合蛋白（C8bp）］、群集素等。病原体也能产生一些物质抑制补体活化，逃避补体系统的攻击。

四、补体的生物学意义

1. 补体的生物学功能

（1）细胞毒作用的意义

1）宿主抗细菌（主要是 G 细菌）、抗病毒及抗寄生虫等防御机制。

2）机体抗肿瘤免疫效应机制。

3）病理情况下引起机体自身细胞破坏，导致组织损伤与疾病（如血型不符输血后的溶血反应及自身免疫病）。

（2）调理作用：C3b、C4b 可天然与细菌等固相抗原或免疫复合物（IC）结合，通过与具有补体受体 CR 的吞噬细胞结合（调理作用），促进吞噬细胞清除细菌。补体的调理吞噬作用是机体抵御全身性细菌和真菌感染的主要机制之一。

（3）炎症介质作用：C5a 可趋化中性粒细胞和单核-吞噬细胞向炎症病灶部位聚集，并刺激细胞分泌炎性介质，促进局部炎症应答。

（4）清除免疫复合物：补体成分可参与清除循环免疫复合物（IC）的机制：C3b 与 IC 结合，同黏附于 CR1$^+$红细胞、血小板，从而将 IC 运送至肝脏和脾脏被巨噬细胞吞噬、清除，此作用被称为免疫黏附。

2. 补体的病理生理学意义

（1）机体抗感染防御的主要机制：在抗感染防御机制中，补体是固有免疫和适应性免疫间的桥梁。

（2）参与适应性免疫：补体活化产物、补体受体及补体调节蛋白可通过不同机制参与适应性免疫应答。

（3）补体系统与血液中其他级联反应系统的相互作用

1）补体系统与血液中其他级联反应系统（凝血、纤溶和激肽系统）的关系：4 个系统的活化均依赖多种成分级联的蛋白酶裂解作用，均借助丝氨酸蛋白酶结构域发挥效应；一个系统的活化成分可对另一系统发挥效应。

2）补体系统既是固有免疫防御的一部分，又是特异性体液免疫应答的重要效应机制。

补体可调节适应性免疫应答，并与体内其他蛋白系统相互联系。

五、补体与疾病关系

1. 遗传性补体缺损相关的疾病

（1）所有补体成分均可能发生遗传性缺损，其多为常染色体隐性遗传。遗传性补体缺陷所致疾病约占原发性免疫缺陷病的 2%，以参与经典途径补体组分的缺陷较常见。

（2）由于补体成分缺损，导致体内免疫复合物清除障碍而易患相关的自身免疫病。

2. 补体与感染性疾病　某些情况下，病原微生物可借助补体受体入侵细胞，其机制：①某些微生物与 C3b、iC3b、C4b 等补体片段结合，通过 CR1、CR2 而进入细胞，使感染播散。②某些微生物可以补体受体或补体调节蛋白作为其受体而入侵细胞。③某些微生物感染机体后，能产生一些与补体调节蛋白功能相似的蛋白抑制补体活化，从而逃避机体补体系统的攻击。

3. 补体与炎症性疾病　补体激活是炎症反应中重要的早期事件。创伤、烧伤、感染、缺血-再灌注、体外循环、器官移植等均可激活补体系统，所产生的炎性因子或复合物（如 C3a、C5a 和非溶破效应的 C5b~7、C5b~8、C5b~9 等），可激活单核细胞、内皮细胞和血小板，使之释放炎症介质和细胞因子而参与炎症反应。

 历年真题

1. 补体系统在激活后可以
   A. 诱导免疫耐受
   B. 抑制变态反应
   C. 结合细胞毒性 T 细胞
   D. 启动抗体的类别转换
   E. 裂解细菌

2. 参与替代途径激活补体的物质是

A. IgG

B. IgM

C. IgD

D. LPS

E. MBL

参考答案：1. E　2. D

第六章 细胞因子

核心问题

1. 细胞因子的共性、分类及功能。

2. 细胞因子受体分类。

3. 细胞因子的免疫学功能及在疾病发生发展中的作用。

内容精要

细胞因子在免疫细胞的发育分化、免疫应答及免疫调节中扮演重要的角色。细胞因子根据其结构和功能被分为 6 大类。细胞因子受体根据其结构特点可分为各种家族。细胞因子可通过影响细胞因子受体表达、可溶性细胞因子受体、细胞因子诱饵受体及细胞因子受体拮抗剂等机制调控其生物学活性。以细胞因子为靶点的生物制剂在肿瘤、自身免疫病、免疫缺陷、感染等治疗方面获得广泛的临床应用。

一、细胞因子的共同特点

1. 细胞因子的基本特征

（1）定义：细胞因子是由免疫细胞及组织细胞分泌的在细胞间发挥相互调控作用的一类小分子可溶性蛋白质，通过结合相应受体调节细胞生长分化和效应，调控免疫应答，在一定条件下也参与炎症等多种疾病的发生。

（2）基本特征

1）小分子可溶性蛋白质（8~30kD），多为糖蛋白。

2）高效性，一般在较低浓度下（pmol/L）即有生物学活性。

3）通过结合细胞表面相应受体发挥生物学效应。

4）可诱导产生，且合成具有自限性。

5）半寿期短。

6）效应范围小，绝大多数为近距离发挥作用。

2. 细胞因子的作用方式

（1）自分泌：作用于分泌细胞自身。

（2）旁分泌：对邻近细胞发挥作用。

（3）内分泌：少数细胞因子通过循环系统对远距离的靶细胞发挥作用。

3. 细胞因子的功能特点

（1）多效性：一种细胞因子可以对多种不同细胞发挥不同作用。

（2）重叠性：两种或两种以上不同的细胞因子具有相同或相似的生物学作用。

（3）拮抗性：一种细胞因子可以抑制另一种细胞因子的功能。

（4）协同性：一种细胞因子可以强化另一种细胞因子的功能。

（5）网络性：在免疫应答过程中，免疫细胞之间通过具有不同生物学效应的细胞因子相互刺激、彼此约束，形成复杂而有序的细胞因子网络，对免疫应答进行调节，维持免疫系统的稳态平衡。

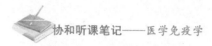

细胞因子的作用具有多来源性（多种细胞产生）、非特异性、多向性（对多种细胞起作用）、互为调控的特点，从而构成复杂的细胞因子调控网络。

二、细胞因子的分类

细胞因子可分为白细胞介素、干扰素、肿瘤坏死因子、集落刺激因子、趋化性细胞因子和生长因子 6 大类。

1. 白细胞介素（IL）　由白细胞和组织细胞产生，在细胞间发挥广泛的激活、促炎、促效应及抑制功能。IL-1 家族包括多种炎症 CI，与炎性肠病、类风湿关节炎发病相关；IL-2 为 T 细胞生长因子，促进 T 细胞激活、增殖与杀伤效应，促进抗病毒、抗胞内菌、抗肿瘤免疫。常见的白细胞介素及其功能（表 6-1）。

表 6-1　常见的白细胞介素及其功能

白细胞介素（IL）	别　名	分　布	功　能
IL-1	淋巴细胞活化因子（LAF）	单核巨噬细胞、树突状细胞、成纤维细胞、内皮细胞	T 和 B 细胞的增殖和分化，刺激造血细胞，参与炎症反应
IL-2	T 细胞生长因子	活化的 T 细胞	T 细胞和 B 细胞的增殖、分化，增强 NK 细胞，单核细胞杀伤活性
IL-3	多集落刺激因子	活化的 T 细胞	多能造血干细胞增殖，促进肥大细胞，嗜酸、嗜碱性粒细胞增殖与分化
IL-4	B 细胞生长因子（BCGF-1）	活化的 T 细胞	B 细胞和 T 细胞增殖，刺激造血祖细胞增殖与分化，诱导 IgE、IgG 产生

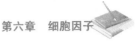

白细胞介素 （IL）	别 名	分 布	功 能
IL-5	B 细胞生长因子-Ⅱ	活化的 T 细胞	促进 B 细胞增殖与分化，促进嗜酸性粒细胞增殖与分化，诱导 IgA 产生
IL-6	B 细胞刺激因子-2（BSF-2）	淋巴细胞、单核细胞、成纤维细胞	促进 B 细胞分化、促进肝细胞产生急性期蛋白，抑制乳腺癌细胞、刺激骨髓瘤细胞、刺激造血细胞，参与炎症
IL-7	淋巴细胞生成素（LPO）	骨髓及胸腺基质细胞	促进前 T 细胞、前 B 细胞增殖，促进成熟 T 细胞生长，促进血小板生成
IL-8	中性粒细胞趋化因子（NCF）	单核巨噬细胞、血管内皮细胞	中性粒细胞活化和趋化作用，T 细胞趋化作用，促进血管生成，参与炎症
IL-12	细胞毒性淋巴细胞成熟因子（CLMF）	B 细胞	促进 TC、NK、LAK 细胞杀伤功能，诱导细胞免疫
IL-13	P600	活化的 T 细胞	抑制细胞因子分泌和表达，刺激 B 细胞增殖和 CD23 表达，诱导 IgE 产生

2. 干扰素（IFN） 干扰病毒复制的细胞因子，具有抗病毒感染、抗细胞增殖、抗肿瘤和免疫调节等作用。可分为Ⅰ型、Ⅱ型和Ⅲ型 3 种。

（1）Ⅰ型：IFN 主要包括 IFN-α、IFN-β，主要由病毒感染的细胞、pDC 细胞等产生。

（2）Ⅱ型：IFN 即 IFN-γ，主要由活化 T 细胞和 NK 细胞产生。通过激活 APC 抗原提呈功能（上调 MHC 和 B7 表达）、激活巨噬细胞吞噬杀菌、激活 NK 和 CTL 的杀伤功能，积极促进抗感染和抗肿瘤免疫。

（3）Ⅲ型：IFN 包括 IFN-λ1（IL-29）、IFN-λ2（IL-28A）和 IFN-λ3（IL-28B），主要由 DC 细胞产生。

3. 肿瘤坏死因子（TNF） 对某些肿瘤细胞具有细胞毒性作用的因子，在调节免疫应答、杀伤靶细胞和诱导细胞凋亡等过程中发挥重要作用。包括 TNF-α（主要由活化的单核巨噬细胞产生）和 TNF-β（主要由活化的 T 细胞产生，又称淋巴毒素）。

4. 集落刺激因子（CSF） 指能够刺激多能造血干细胞和不同发育分化阶段的造血祖细胞分化、增殖的细胞因子。主要包括粒细胞-巨噬细胞集落刺激因子（GM-CSF）、巨噬细胞集落刺激因子（M-CSF）、粒细胞集落刺激因子（G-CSF）等。IL-3 诱导早期造血祖细胞分化、增殖为多种血细胞。主要的集落刺激因子（表 6-2）。

表 6-2　主要的集落刺激因子

细胞因子	分泌细胞	功　能
Multi-CSF	活化的 T 细胞	刺激造血干细胞增殖，促进肥大细胞，嗜酸、嗜碱性粒细胞增殖分化
GM-CSF	活化的 T 细胞、巨噬细胞、成纤维细胞等	刺激粒细胞、巨噬细胞集落形成刺激粒细胞功能
G-CSF	成纤维细胞、骨髓基质细胞、膀胱癌细胞株等	刺激粒细胞集落，刺激粒细胞功能
M-CSF	巨噬细胞	刺激巨噬细胞集落、刺激粒细胞功能，降低血胆固醇

续 表

细胞因子	分泌细胞	功　　能
SCF	成纤维细胞，骨髓和胸腺的基质细胞	刺激髓系、红系、巨核系及淋巴系造血祖细胞
EPO	肾细胞	刺激红系造血祖细胞

5. 趋化性因子

（1）由 70~90 个氨基酸组成的具有趋化免疫细胞、肿瘤细胞功能的小分子量（8~10kD）蛋白质，对免疫细胞具有浓度梯度依赖的趋化和激活作用。

（2）不仅介导免疫细胞定向迁移外，而且还能活化免疫细胞，参与淋巴器官形成及免疫细胞发育，参与炎症反应，并启动和调控适应性免疫应答，调节血管生成、细胞凋亡等，并在自身免疫病及移植排斥反应等病理过程中发挥作用。

（3）所有的趋化因子都含有 2 对或 1 对保守的半胱氨酸残基（C）形成的分子内二硫键。根据靠近氨基端的 C 的个数及排列顺序将趋化因子分为 4 个亚家族。

1）C 亚家族：氨基端只有 1 个 C，该分子只有 1 个分子内二硫键。

2）CC 亚家族：氨基端 2 个 C 相邻。

3）CXC 亚家族：氨基端 2 个 C 被 1 个氨基酸残基隔开。

4）CX3C 亚家族：氨基端 2 个 C 被 3 个氨基酸残基隔开，羧基端跨细胞膜。

6. 生长因子（GF）　指具有刺激细胞生长和分化作用的细胞因子。包括转化生长因子-β（TGF-β）、表皮细胞生长因子（EGF）、血管内皮细胞生长因子（VEGF）等。如 VEGF 促进血管生成；EGF 促进上皮细胞、成纤维细胞和内皮细胞增殖，促进皮肤创口愈合。

三、细胞因子的受体

1. **定义** 细胞因子受体的名称通常是在细胞因子名称后面加 R 表示，如 TNFR（TNF 受体）等。细胞因子受体均为跨膜分子，具有一般膜受体的特性。

细胞因子与相应受体结合后启动细胞内的信号转导途径，从而发挥效应。细胞因子可通过自分泌或旁分泌的方式调节自身受体的表达，亦可诱导或抑制其他细胞因子受体的表达。

多数 CKR 由 2 个或 2 个以上亚单位组成异源二/多聚体，包括 1 个特异性配体结合链和 1 个信号转导链。许多细胞因子受体共用亚单位导致细胞因子功能的重叠。

2. **细胞因子受体分类** 细胞因子的受体按结构特点分为以下家族。

（1）Ⅰ型细胞因子受体家族：也称血细胞生成素受体家族，此类受体的胞膜外区有保守的半胱氨酸和 Trp-Ser-X-Trp-Ser（WSXWS）基序，通过 JAK-STAT 通路转导信号。

（2）Ⅱ型细胞因子受体家族：也称干扰素受体家族，此类受体的胞膜外区有保守的半胱氨酸，但无 WSXWS 基序，胞外区含有 2～4 个 FNⅢ（Ⅲ型纤连蛋白）结构域。包括 IFN-α、IFN-β、IFN-γ 及 IL-10 家族细胞因子的受体，通过 JAK-STAT 通路转导信号。

（3）肿瘤坏死因子受体家族：此类受体胞膜外区含有数个富含半胱氨酸的结构域，多以同源三聚体发挥作用。包括 TNF-α、LT、FasL、CD40L、神经生长因子等细胞因子受体。

（4）免疫球蛋白超家族受体（IgSFR）：也称 IL-1R 家族（IL-1），此类受体在结构上与免疫球蛋白的 V 区或 C 区相似，即具有数个 IgSF 结构域。IL-1、IL-18、IL-33、M-CSF、SCF 等细胞因子受体属于此类受体，主要通过 IRAK-NF-κB 通路转导信

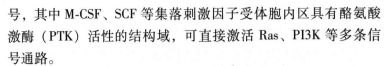

号，其中 M-CSF、SCF 等集落刺激因子受体胞内区具有酪氨酸激酶（PTK）活性的结构域，可直接激活 Ras、PI3K 等多条信号通路。

（5）IL-17 受体家族：此类受体以同源或异源二聚体形式存在，由 IL-17RA、IL-17RB、IL-17RC、IL-17RD 和 IL-17RE 链以不同形式组合而成，受体二聚体中至少包含 1 条 IL-17RA 链。受体分子均为 I 型整合膜蛋白，胞外区含有 2 个 FNIII 结构域，胞质区含有 1 个 SEFIR 基序。已知 IL-17RA/RC 结合 IL-17A、IL-17F，主要通过 TRAF-NF-κB 通路转导信号。

（6）趋化因子受体家族：也称 7 次跨膜受体家族，属于 G 蛋白偶联受体超家族。CCL 趋化因子受体共有 11 种，分别命名为 CCR1～CCR11。少数趋化因子受体仅与 1 种配体结合，为特异性趋化因子受体。多数情况下，1 种趋化因子受体可结合多个配体，1 种配体也可与多个受体结合，为共享性趋化因子受体。

3. 细胞因子受体共有链

（1）在细胞因子受体中，信号转导亚单位常可共用，称为细胞因子受体共有链。

（2）结合亚单位构成低亲和力受体，信号转导亚单位一般不能单独与细胞因子结合，但与结合亚单位共同构成高亲和力受体并转导信号。

（3）大多数细胞因子受体由 2 条或 3 条多肽链构成，其中 1 条（或 2 条）多肽链特异性结合细胞因子，称为细胞因子结合亚单位；另 1 条多肽链则转导信号，称为信号转导亚单位。

4. 可溶性细胞因子受体、细胞因子诱饵受体和细胞因子受体拮抗剂

（1）可溶性细胞因子受体（sCKR）：包括膜型受体和可溶形式。sCKR 可结合细胞因子，与相应的膜型受体竞争结合配体

从而抑制细胞因子功能。检测某些 sCKR，有助于了解相关疾病的诊断及病程发展和转归。

（2）细胞因子诱饵受体：此类受体胞质段缺乏信号结构域，与相应细胞因子结合后会使细胞因子失活，或者介导细胞因子内化后被降解，从而负向调控细胞因子活性，如 TNF 诱饵受体、IL-1 II 型受体、IL-13Rα2 亚单位等。

（3）细胞因子受体拮抗剂：一些细胞因子的受体存在天然拮抗剂，有些病毒可产生细胞因子结合蛋白，抑制细胞因子与相应受体的结合从而干扰机体的免疫功能。人工制备的细胞因子结合物或受体拮抗剂可用于治疗某些因细胞因子过高引起的相关疾病。

四、细胞因子的免疫学功能

1. 调控免疫细胞的发育、分化和功能

（1）调控免疫细胞在中枢免疫器官的发育、分化：骨髓多能造血干细胞（HSC）受骨髓基质细胞分泌的多种细胞因子调控，发育分化为不同谱系的免疫细胞。胸腺微环境中产生的细胞因子对调控造血细胞和免疫细胞的增殖和分化亦十分重要。

（2）调控免疫细胞在外周免疫器官的发育、分化、活化和功能：IL-4、IL-5、IL-6 和 IL-13 等可促进 B 细胞的活化、增殖和分化为抗体产生细胞。多种细胞因子调控 B 细胞分泌 Ig 的类别转换。IL-2、IL-7、IL-18 等活化 T 细胞并促进其增殖，IL-12 和 IFN-γ 诱导 T 细胞向 Th1 亚群分化，而 IL-4 诱导 T 细胞向 Th2 亚群分化。TGF-β 诱导 T 细胞向调节性 T 细胞（Treg）分化，而 TGF-β 与 IL-6 共同诱导 T 细胞向 Th17 亚群分化，IL-23 促进 Th17 细胞的增殖和功能的维持。IL-2、IL-6 和 IFN-γ 明显促进 CTL 的分化并增强其杀伤功能。IL-15 刺激 NK 细胞增殖，IL-5 刺激嗜酸性粒细胞分化为杀伤蠕虫的效应细胞等。

2. 调控机体的免疫应答 多种细胞因子通过激活相应的免疫细胞直接或间接调控固有免疫应答和适应性免疫应答，发挥抗感染、抗肿瘤、诱导凋亡等功能。

（1）抗感染作用：细胞因子参与抗感染免疫应答的全过程。当病原体感染时，机体的固有免疫和适应性免疫在细胞因子网络的调控下构成机体重要的抗感染防御体系，从而有效地清除病原体，保持机体的平衡。

1）抗菌免疫：细菌感染时可刺激感染部位的巨噬细胞释放 IL-1、TNF-α、IL-6、IL-8 和 IL-12，引起局部和全身炎症反应，促进对病原体的清除。IL-8 趋化中性粒细胞进入感染部位，以清除细菌、真菌感染。

细胞因子参与特异性抗菌免疫全过程：DC 摄取抗原后在 IL-1β 和 TNF-α 等作用下逐渐成熟，在趋化因子的作用下到达外周淋巴组织。在抗原提呈过程中，IFN-γ 上调 DC MHC Ⅰ类和Ⅱ类分子表达，促进 DC 将抗原肽提呈给初始 T 细胞，启动适应性免疫应答；IL-1、IL-2、IL-4、IL-5、IL-6 可分别促进 T 细胞、B 细胞活化、增殖和分化为效应细胞和抗体产生细胞，进而清除细菌感染。

2）抗病毒免疫：病毒感染时机体产生 IFN-α 和 IFN-β，IFN-α/β 通过作用于病毒感染细胞和其邻近的未感染细胞，诱导抗病毒蛋白酶的产生而发挥抗病毒作用。IFN-α/β 和 IFN-γ 激活 NK 细胞，促进其杀伤病毒感染细胞，在病毒感染早期发挥重要的抗病毒效应；IL-2、IL-12、IL-15 和 IL-18 亦可明显促进 NK 细胞对病毒感染细胞的杀伤效应。IFN-α/β 和 IFN-γ 还可刺激病毒感染细胞表达 MHC Ⅰ类分子，提高其抗原提呈能力，使其更容易被特异性细胞毒性 T 细胞（CTL）识别与杀伤。IL-1、TNF-α、IFN-γ 等可激活单核/巨噬细胞，增强其吞噬和杀伤功能。

（2）抗肿瘤作用：多种细胞因子可直接或间接抗肿瘤。如 TNF-α 和 LT 可直接杀伤肿瘤细胞；IFN-γ 可抑制多种肿瘤细胞生长；IL-2、IL-15、IL-1、IFN-γ 等可诱导 CTL 和 NK 细胞杀伤活性；IFN-γ 可诱导肿瘤细胞表达 MHC Ⅰ类分子，增强机体对肿瘤细胞的杀伤。

（3）诱导细胞凋亡：在 TNF 家族中，有几种细胞因子可诱导细胞凋亡，如 TNF-α 可诱导肿瘤细胞或病毒感染细胞发生凋亡；活化 T 细胞表达的 Fas 配体（FasL）可通过膜型或可溶性形式结合靶细胞上的受体 Fas，诱导其凋亡。

细胞因子除了对免疫应答具有正向调节外，亦可发挥重要的负向调节。细胞因子具有刺激造血，促进组织创伤的修复，促进血管的生成，参与中枢神经系统发育和损伤修复，以及调控多种激素分泌等功能。

五、细胞因子与临床

1. 细胞因子与疾病的发生

（1）细胞因子风暴：也称高细胞因子血症，表现为短期内机体大量分泌多种细胞因子，引发全身炎症反应综合征，严重者可导致多器官功能障碍综合征。

异常情况下，机体促炎细胞因子和抗炎细胞因子之间的平衡失调，体液中迅速、大量产生多种促炎细胞因子，包括 TNF-α、IL-1、IL-6 等，形成细胞因子风暴。

主治语录：细胞因子风暴在大多数疾病中均可发生，其中 IL-4、IL-10、IL-13、TGF-β、sTNFR、sIL-6R、抗 IL-6 单抗等可拮抗炎性介质，通过控制炎症反应而避免组织过度损伤。

（2）致热与炎症病理损害：IL-1、TNF-α 和 IL-6 均为内源性致热原，可作用于下丘脑体温调节中枢，引起发热；TNF-α、

IL-1等可刺激内皮细胞和白细胞释放一系列炎性介质（如一氧化氮、氧自由基等），改变凝血功能，从而在感染性休克中起重要作用。如重组IL-1受体拮抗物阻断IL-1与IL-1R结合，可降低人内毒素性休克病死率。

（3）肿瘤的发生及免疫逃逸：细胞因子及其受体表达异常与某些肿瘤发生、发展密切相关。多种肿瘤细胞通过分泌TGF-β、IL-10等抑制机体的免疫功能，从而有助于肿瘤逃逸机体免疫监视。

（4）免疫系统相关疾病

1）超敏反应：IL-4可促进IgE合成；IL-5和IL-6可协同IL-4促进IgE产生；IFN-γ可抑制IL-4诱生IgE的作用。

2）自身免疫病：在类风湿关节炎、强直性脊柱炎和银屑病患者体内可检测出过高水平的TNF-α。可应用抗TNF-α抗体或IL-1受体拮抗剂治疗类风湿关节炎；银屑病患者皮损组织IL-17、IL-23（与IL-12共用p40亚基）及IL-6水平异常升高，可应用抗IL-12p40抗体治疗银屑病。

3）免疫缺陷病：某些免疫缺陷病发病与细胞因子或细胞因子受体表达异常有关，如性连锁重症联合免疫缺陷病（X-SCID）是由于个体IL-2Rγ链基因突变，这类患者由于IL-2、IL-4、IL-7、IL9、IL-15和IL-21等多种受体介导的信号转导通路发生障碍，表现为严重的细胞免疫和体液免疫缺陷；疣、低丙种球蛋白血症、感染及先天性髓系粒细胞缺乏（WHIM）四联症与CXCR4基因突变有关，是一种罕见的常染色体显性遗传性疾病。

4）器官移植排斥反应：急性移植排斥反应时，受者血清及移植物局部IL-1、IL-2、TNF-α、IFN-γ、IL-6等水平升高。检测相关细胞因子或其可溶性受体水平可作为监测排斥反应的指标之一。

（5）代谢性疾病：细胞因子参与糖尿病发病，已知TNF-α

可直接杀伤胰岛细胞，干扰胰岛素受体信号转导，降低外周组织对胰岛素的敏感性；IL-1、IL-6、IL-18、TNF 等参与胰岛炎症反应。

2. 细胞因子与疾病的治疗

（1）细胞因子直接治疗：通过给予外源性细胞因子治疗疾病，如应用 IFN 治疗肿瘤及病毒感染，应用 GM-CSF 刺激造血等。

（2）细胞因子拮抗治疗：适用于可溶性细胞因子受体、细胞因子受体拮抗剂或抗细胞因子抗体治疗疾病，如应用抗 TNF 抗体治疗类风湿关节炎，应用抗 IL-2R 抗体防治移植排斥反应等。

 历年真题

1. 下列关于 IL-2 生物学效应的描述，错误的是
   A. 以自分泌和旁分泌方式发挥作用
   B. 促进 T 细胞和 B 细胞的增殖、分化
   C. 增强 NK 细胞的杀伤活性
   D. 抑制 Th1 细胞分泌 IFN-γ
   E. 诱导 CTL 细胞杀伤活性

2. 下列能杀伤细胞的细胞因子是
   A. IL-2
   B. TNF-α
   C. IFN
   D. IL-4
   E. IL-1

参考答案：1. D   2. B

第七章　白细胞分化抗原和黏附分子

核心问题

1. 人白细胞分化抗原及黏附分子其概念、组成和功能。
2. CD 和黏附分子及其单克隆抗体的临床应用。

内容精要

白细胞分化抗原和黏附分子是重要的免疫细胞表面功能分子。许多白细胞分化抗原以分化群加以命名。黏附分子广泛参与免疫应答、炎症发生、淋巴细胞归巢、细胞发育分化等生理和病理过程。白细胞分化抗原及其单克隆抗体在基础医学和临床医学中应用广泛。

一、人白细胞分化抗原

1. 人白细胞分化抗原的概念

（1）人白细胞分化抗原的概念：人白细胞分化抗原（HLDA）主要是指造血干细胞在分化为不同谱系、各个细胞谱系分化不同阶段及成熟细胞活化过程中，出现或消失的细胞表面标记分子。

白细胞表面标志：指细胞膜脂质双层结构中的细胞膜蛋白，包括表面抗原、表面受体及其他分子，是免疫细胞之间相互识别的物质基础。

（2）白细胞分化抗原分布及分化群概念：除表达在白细胞外，还广泛分布于多种细胞如红细胞、血小板、血管内皮细胞、成纤维细胞、上皮细胞、神经内分泌细胞等细胞表面。不同来源单克隆抗体所识别的同一分化抗原，又称为分化群（CD）。

2. 人白细胞分化抗原的功能　白细胞分化抗原按其执行的功能，主要分为受体和黏附分子，其中受体包括特异性识别抗原的受体及其共受体、模式识别受体、细胞因子受体、补体受体、NK 细胞受体及 IgFc 受体等。黏附分子包括共刺激（或抑制）分子、归巢受体和血管地址素等。

二、黏附分子

1. 定义　细胞黏附分子（CAM）是介导细胞间或细胞与细胞外基质间相互结合作用分子的统称。多为糖蛋白，分布于细胞表面或细胞外基质，以配体-受体形式发挥生理作用，静止细胞表达量少且具有多源性和多样性，黏附分子间可相互作用，且作用可逆。是免疫应答、炎症发生、凝血、肿瘤转移及创伤愈合等一系列重要生理和病理过程的分子基础。

2. 分类　黏附分子属于白细胞分化抗原，大部分黏附分子已有 CD 编号，但也有部分黏附分子尚无 CD 编号。黏附分子根据其结构特点可分为免疫球蛋白超家族、整合素家族、选择素家族、钙黏蛋白家族。

（1）免疫蛋白超家族

1）定义：分子具有与免疫球蛋白相似的 V 区样或 C 区样结构域，其氨基酸组成也有一定的同源性，属于免疫球蛋白超家族（IgSF）。

2）分布及配体：IgSF 黏附分子在免疫细胞膜分子中最为庞大，分布广泛，功能多样。其配体多为 IgSF 黏附分子及整合素。

3）作用：参与淋巴细胞的抗原识别，免疫细胞间相互作用，并参与细胞的信号转导。

（2）整合素家族

1）基本结构：都是由α、β 2 条链经非共价键连接组成的异源二聚体。α、β 链共同组成识别配体的结合点。

2）组成：整合素家族中至少有 18 种 α 亚单位和 8 种 β 亚单位，以 β 亚单位的不同将整合素家族分为 8 个组（β1 ~ β8 组）。同一个组中，β 链均相同，α 链不同。α 链结合一种 β 链（大部分）或多种 β 链。已知 α 链和 β 链之间有 24 种组合形式。

3）分布：一种整合素可分布于多种细胞，同一细胞也有多种整合素表达。有些整合素的表达有显著的细胞类型特异性，如 gpⅡbⅢa 分布于巨核细胞/血小板和内皮细胞。整合素的表达可随细胞活化或生长状态而改变。

（3）选择素家族

1）基本结构：均由 C 型凝集素样（CL）结构域、表皮生长因子（EGF）样结构域和补体调节蛋白（CCP）结构域组成。CL 结构域结合某些碳水化合物，是选择素与配体结合的部位。EGF 样结构域则维持选择素分子的构象。选择素为跨膜分子，选择素家族各成员胞膜外区结构相似，选择素分子胞质区与细胞骨架相连。

2）组成：分为 L-选择素、P-选择素和 E-选择素，分别表达在白细胞、血小板和血管内皮细胞表面表达。3 种选择素的分布、配体和主要功能（表 7-1）。

表 7-1　选择素的分布、配体和功能

选择素家族	配　体	分　布	功　能
L-选择素（CD62L）	CD15s（sLe）^{x}，在外周淋巴结 HEV 上 CD34、GlyCAM-1	白细胞，活化后下调	白细胞与内皮细胞黏附，参与炎症、淋巴细胞归巢到外周淋巴结和派尔集合淋巴小结

续　表

选择素家族	配　体	分　布	功　能
P-选择素 （CD62P）	CD15s（sLe^x） CD15、PSGL-1	血小板、巨核细胞、活化内皮细胞	白细胞与内皮细胞黏附，参与炎症
E-选择素 （CD62E）	CD15s（sLe^x）、 CLA、PSGL-1、 ESL-1	细胞因子活化血管内皮细胞	白细胞与内皮细胞黏附，向炎症部位游走

3）选择素分子识别的配体：识别的是一些寡糖基团，主要是唾液酸化的路易斯寡糖（即 CD15s）或类似结构的分子，配体主要表达于白细胞和内皮细胞表面。

（4）钙黏蛋白家族

1）定义：2 个相同分子相互结合、Ca^{2+} 依赖的细胞黏附分子。对胚胎发育中的细胞识别、迁移和组织分化及成体组织器官构成具有重要作用。

2）分子结构：分子均为单糖链蛋白，由胞质区、跨膜区和胞膜外区三部分组成。其胞膜外区有数个重复功能区，分子外侧 N 端的 113 个氨基酸残基构成 Cadherin 分子的配体结合部位。胞膜外区具有结合钙离子的作用。钙黏蛋白分子的胞质区高度保守，并与细胞内骨架相连。

3）家族组成：钙黏蛋白家族拥有 20 多个成员，由经典的钙黏蛋白和原钙黏蛋白（如钙黏蛋白相关神经受体）2 个亚家族组成。其中经典的钙黏蛋白亚家族包括 E-cadherin、N-cadherin 和 P-cadherin 等，E（上皮）、N（神经）和 P（胎盘）是 3 种钙黏蛋白最初被发现的组织。

4）钙黏蛋白识别的配体：配体是与自身相同的钙黏蛋白分子，以这种方式相互作用的还有属于免疫球蛋白超家族的

CD31（PECAM）和 CD56（NCAM）。

3. 黏附分子的功能

（1）参与免疫细胞之间的相互作用和活化，即免疫细胞识别中的辅助受体和协同刺激信号，参与免疫细胞的识别与激活。

（2）参与炎症过程中白细胞与血管内皮细胞黏附，细胞表达的不同黏附分子是其介导炎症不同阶段的重要分子基础。

（3）参与淋巴细胞归巢：淋巴细胞归巢是淋巴细胞的定向迁移，包括淋巴细胞再循环和淋巴细胞向炎症部位迁移。其分子基础是表达在淋巴细胞上的淋巴细胞归巢受体（LHR），与表达在内皮细胞上的血管地址素的相互作用。

（4）参与细胞的发育、分化、附着和移动：细胞间的附着及细胞移动是细胞发育、分化的基础。主要为钙黏蛋白家族成员，以及属于 IgSF 的黏附分子 NCAM（CD56）及 PECAM（CD31）等。

细胞与细胞外基质的附着对于细胞生存和增殖是必需的，主要由表达于各种组织细胞表面的整合素家族黏附分子来介导。

（5）参与多种疾病的发生

1）CD18（β2 整合素）基因缺陷导致 LFA-1（CD11a/CD18）、Mac-1（CD11b/CD18）等整合素分子功能不全，白细胞不能黏附和穿过血管内皮细胞，由此引起一种称为白细胞黏附缺陷症（LAD）的严重免疫缺陷病。

2）CD4 分子是人类免疫缺陷病毒（HIV）糖蛋白 gp120 识别的部位，是 HIV 的主要受体。HIV 能够感染并破坏 CD4$^+$T 细胞，进而损伤了 CD4$^+$T 细胞所介导的辅助 T 细胞和 B 细胞应答的功能，因此患者出现获得性免疫缺陷综合征。

三、CD 和黏附分子及其单克隆抗体的临床应用

1. 在疾病诊断中的应用

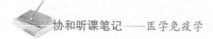

（1）当 HIV 感染患者 CD4$^+$T 细胞降至 200 个/微升以下时，则为疾病发病先兆。

（2）检测艾滋病患者外周血 CD4$^+$T 细胞绝对数，对于辅助诊断和判断病情有重要参考价值。

主治语录： CD 单克隆抗体免疫荧光染色和流式细胞术分析，可对白血病和淋巴瘤患者的类型进行免疫学分型。

2. 在疾病预防和治疗中的应用

（1）抗 CD3、CD25 等单克隆抗体（mAb）作为免疫抑制剂在临床上用于防治移植排斥反应，取得明显疗效。

（2）抗 B 细胞表面标记 CD20 的 mAb 靶向治疗来源于 B 细胞的非霍奇金淋巴瘤（NHL）有较好的疗效。

 历年真题

下列关于 CD40 特点的叙述，错误的是

A. 属于肿瘤坏死因子受体超家族

B. 表达于成熟 T 细胞

C. 表达于滤泡树突状细胞及活化的单核细胞

D. 与 T 细胞表面 CD40L 结合

E. 是诱导 B 细胞再次应答的必需条件

参考答案：B

第八章 主要组织相容性复合体

核心问题

1. MHC 定义、结构及其遗传特性、主要生物学功能。

2. HLA 分子结构、组织分布和功能特点及与临床医学的关系。

内容精要

人体 HLA 即人类白细胞抗原（human leukocyte antigen），具有极为丰富的多态性。多态性反映群体中不同个体 HLA 等位基因高度多变，是导致个体间免疫应答能力和对疾病易感性出现差异的主要免疫遗传学因素。经典 MHC 的生物学功能是以其等位基因产物（MHC 分子）结合并提呈抗原肽供 T 细胞识别，启动适应性免疫应答。非经典 MHC 基因产物参与、调节固有与适应性免疫应答。HLA 与某些临床疾病的发生密切相关。

一、MHC 定义、结构及其遗传特性

1. 定义　主要组织相容性复合体（MHC）是一组与免疫应答密切相关、决定移植组织是否相容、紧密连锁的基因群。哺乳动物都有 MHC。人的 MHC 称为人类白细胞抗原（HLA）基

因复合体，其编码产物称为 HLA 分子或 HLA 抗原。小鼠的 MHC 称为 H-2 基因复合体。

主要组织相容性抗原是指不同组织或器官移植过程中，移植物中引起宿主排斥反应的主要组织抗原，分子可通过涉及抗原提呈而调节免疫应答的一组多肽分子。

2. 类型

（1）经典的 I 类基因和经典的 II 类基因，它们的产物具有抗原提呈功能，并显示极为丰富的多态性，可直接参与 T 细胞的激活和分化，参与调控适应性免疫应答。

1）经典的 HLA I 类基因座集中在远离着丝粒的一端，按序包括 B、C、A 3 个座位，产物称为 HLA I 类分子。I 类基因仅编码 I 类分子异二聚体中的重链，轻链又名 β_2 微球蛋白（$\beta_2 m$），由第 15 号染色体上的基因编码。

2）经典的 HLA II 类基因座在复合体中靠近着丝粒一侧，依次由 DP、DQ 和 DR 3 个亚区组成。每一亚区又包括 A 和 B 2 种功能基因座位。分别编码分子量相近的 HLA II 类分子的 α 链和 β 链，形成 α/β 异二聚体蛋白（DPα/DPβ、DQα/DQβ 和 DRα/DRβ）。每个 MHC 基因均含有多个外显子，分别编码 MHC 分子的胞外区、跨膜区和胞质区。

（2）免疫功能相关基因分布于 HLA 复合体的 I 类、II 类及 III 类基因区，通常不显示或仅显示有限的多态性。

除了非经典性 I 类分子和 MHC I 类链相关分子（MIC），基因产物一般不能和抗原肽形成复合物，但它们或参与抗原加工，或在固有免疫和免疫调节中发挥作用。

1）血清补体成分的编码基因：此类基因属经典 HLA III 类基因，所表达的产物为 C4、Bf 和 C2 等补体组分。

2）抗原加工提呈相关基因：①蛋白酶体 β 亚单位（PSMB）基因：编码胞质中蛋白酶体的 β 亚单位。②抗原加工相关转运

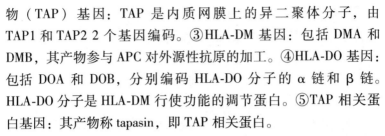

物（TAP）基因：TAP 是内质网膜上的异二聚体分子，由 TAP1 和 TAP2 2 个基因编码。③HLA-DM 基因：包括 DMA 和 DMB，其产物参与 APC 对外源性抗原的加工。④HLA-DO 基因：包括 DOA 和 DOB，分别编码 HLA-DO 分子的 α 链和 β 链。HLA-DO 分子是 HLA-DM 行使功能的调节蛋白。⑤TAP 相关蛋白基因：其产物称 tapasin，即 TAP 相关蛋白。

3）非经典 I 类基因：①HLA-E：产物由重链（α 链）和 β_2m 组成。HLA-E 分子表达于各种组织细胞，在羊膜和滋养层细胞表面高表达。其抗原能结合来自 HLA-I a 和一些 HLA-G 分子信号肽的肽段，形成复合物。HLA-E 分子是 NK 细胞表面 C 型凝集素受体家族（CD94/NKG2）的专一性配体，由于其与杀伤细胞抑制性受体结合的亲和力明显高于与杀伤细胞活化受体结合的亲和力，因此具有抑制 NK 细胞对自身细胞杀伤的作用。②HLA-G：其编码的重链与 β_2m 组成功能分子。HLA-G 分子主要分布于母胎界面绒毛外滋养层细胞，在母胎耐受中发挥功能。

4）炎症相关基因：在 HLA III 类基因区靠 I 类基因一侧，新近检出多个免疫功能相关基因，包括肿瘤坏死因子基因家族（TNF、LTA 和 LTB）、MIC 基因家族、热休克蛋白基因家族（HSP70）等。这些基因大多与炎症反应有关。

2. MHC 的遗传特点

（1）MHC 的多态性：多态性指群体中单个基因座位存在 2 个以上不同等位基因的现象。HLA I 类和 II 类等位基因产物的表达具有共显性特点，即同一个体中，一个基因座位上的 2 个等位基因均表达相应 HLA 分子。因而一个个体通常拥有的经典 I 类和 II 类 HLA 等位基因产物有 12 种以上。非亲缘关系个体间存在 2 个相同等位基因的概率会很低，因此进行组织和器官移植时移植物会受到免疫排斥。

从大量的 HLA 等位基因中找出属于该个体的 12 种 I 类和 II

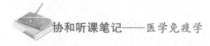

类分子编码基因，称为 HLA 基因分型，有助于寻找合适的组织器官移植受供体、分析疾病易感基因等。

HLA 基因复合体具有多基因性、复等位基因性、共显性表达特性，因而 HLA 成为人类多态性最为丰富的基因。

（2）单体型和连锁不平衡

1）MHC 的单体型：指同一染色体上紧密连锁的 MHC 等位基因的组合。

2）MHC 等位基因的构成和分布特点：①等位基因的非随机性表达：群体中各等位基因其实并不以相同的频率出现。②连锁不平衡：连锁不平衡指分属 2 个或 2 个以上基因座位的等位基因同时出现在 1 条染色体上的概率，高于随机出现的频率。

等位基因出现的频率不均一，2 个等位基因同时出现在 1 条染色体上的机会，往往也不是随机的。非随机表达的等位基因和构成连锁不平衡的等位基因组成，因人种和地理族群的不同而出现差异，属长期自然选择的结果。

连锁不平衡现象在一定范围内限制群体中 HLA 单元型的多样性，为寻找匹配的移植物提供机会，但同时也应看到，HLA 的连锁不平衡给寻找 HLA 相关的致病基因或易感基因增加了难度。

二、HLA 分子

经典的 HLA Ⅰ类分子和Ⅱ类分子在组织分布、结构和功能上各有特点（表 8-1）。

1. HLA Ⅰ类分子

（1）结构：由重链（α链）和β_2m（β_2微球蛋白）非共价键连接组成，α链胞外段有 3 个结构域（α1、α2、α3），远膜端的 2 个结构域α1 和α2 构成抗原结合槽。Ⅰ类分子的抗原结合槽两端封闭，接纳的抗原肽长度有限，为 8~10 个氨基酸残基。

（2）分布：分布于所有有核细胞表面。

（3）主要功能：T 细胞识别自身 MHC 分子提呈的抗原肽。CD8$^+$CTL 识别 I 类分子提呈的内源性抗原肽。

2. HLA II 类分子

（1）结构：由α、β链构成，α、β 链各有 2 个胞外结构域（α1、α2；β1、β2），其中 α1 和 β1 共同形成抗原结合槽。抗原结合槽两端开放，进入槽内的抗原肽长度变化较大，为 13 ~ 17 个氨基酸残基。

（2）分布：仅表达于淋巴组织中的一些特定细胞表面，如专职性抗原提呈细胞（单核/巨噬细胞、DC 细胞、B 细胞）、部分活化的 T 细胞、胸腺上皮细胞、内皮细胞等。

（3）主要功能：CD4$^+$Th 细胞识别 II 类分子提呈的外源性抗原多肽。

表 8-1　HLA I 类和 II 类分子的结构、组织分布和功能特点

HLA 分子类别	表达特点	肽结合	表达特点	组织分布	功　　能
I 类 （A、B、C）	α 链 45kD （β$_2$m 12kD）	α1+α2	共显性	所有有核 细胞表面	识别和提呈内源 性抗原肽，与共 受体 CD8 结合， 对 CTL 识别抗 原肽起 MHC 限 制作用
II 类 （DR、DQ、DP）	α 链 35kD β 链 28kD	α1+β1	共显性	APC、活 化的 T 细胞	识别和提呈外源 性抗原肽，与共 受体 CD4 结合， 对 Th 识别抗 原肽起 MHC 限制 作用

3. MHC 与抗原肽的相互作用　MHC 分子结合并提呈抗原肽供 TCR 识别。

（1）锚定位是指 MHC 的抗原结合槽与抗原肽互补结合，其中 2 个或 2 个以上与抗原肽结合的关键部位。抗原肽与该位置结合的氨基酸残基称为锚定残基。

（2）锚定位与锚定残基是否吻合决定 MHC 的抗原结合槽与抗原肽结合的牢固程度。

4. HLA 分子的功能

（1）作为抗原提呈分子参与适应性免疫应答：经典的 MHC Ⅰ类和Ⅱ类分子通过提呈抗原肽而激活 T 淋巴细胞，参与特异性免疫应答。

MHC 分子的抗原结合槽选择性的结合特定的抗原肽→形成抗原肽-MHC 分子复合物→以 MHC 限制性的方式供 T 细胞识别→启动特异性免疫应答。

1）决定 T 细胞识别抗原的 MHC 限制性：T 细胞以其 TCR 实现对抗原肽和 MHC 分子的双重识别。

2）参与 T 细胞在胸腺中的选择和分化：MHC 分子可以参与胸腺中 T 细胞的发育、分化。早期的 T 细胞发育过程中伴有一些表面标志的变化，早期 T 细胞必须与表达 MHC Ⅰ类或 MHC Ⅱ类抗原的胸腺上皮细胞接触才能分别分化为 $CD8^+$ T 细胞或 $CD4^+$ T 细胞。

3）决定疾病易感性的个体差异：某些特定的 MHC 等位基因（或与之紧密链锁的疾病易感基因）的高频出现与某些疾病发病密切相关。

4）参与构成种群免疫反应的异质性：由于组成不同种群的个体 MHC 多态性不同，而不同多态性的 MHC 分子提呈的抗原肽不同，这些特点一方面赋予种群不同个体抗病能力出现差异，另一方面，也在群体水平有助于增强物种的适应能力。

5）参与移植排斥反应：位于人体所有有核细胞表面的一群HLA分子，是每个个体的独特遗传标志，是同种移植排斥的主要靶抗原，决定了移植排斥性。

（2）作为调节分子参与固有免疫应答

1）经典的Ⅲ类基因编码补体成分，与免疫性疾病的发生有关。

2）非经典Ⅰ类基因和MICA基因产物可作为配体分子，调节NK细胞和部分杀伤细胞的活性。

3）参与启动和调控炎症反应，炎症相关基因编码的多种分子参与机体的炎症反应。

三、HLA与临床医学

1. HLA与器官移植　器官移植的成败主要取决于供、受者间的组织相容性，其中HLA等位基因的匹配程度起关键作用。

2. HLA分子的异常表达和临床疾病

（1）肿瘤：所有有核细胞表面表达HLAⅠ类分子，但肿瘤细胞表面HLAⅠ类分子的表达往往减弱甚至缺如，以致不能有效地激活特异性$CD8^+$CTL，造成肿瘤逃脱免疫监视。Ⅰ类分子的表达状态可以作为一种警示系统。

（2）自身免疫疾病：一些自身免疫疾病中，原先不表达HLAⅡ类分子的上皮细胞，可被诱导表达Ⅱ类分子，引发免疫应答，造成对自身组织的损伤。

（3）HLA和疾病关联：带有某些特定HLA等位基因或单体型的个体易患某一疾病（称为阳性关联）或对该疾病有较强的抵抗力（称为阴性关联）皆称为HLA和疾病关联。可通过对患病人群和健康人群作HLA分型后用统计学方法加以判别，如携带有HLA-B27基因的人容易患强直性脊柱炎。

（4）HLA与亲子鉴定和法医学：在2个没有亲缘关系的个

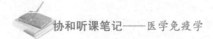

体之间，在所有 HLA 基因座位上拥有相同等位基因的机会几乎为零，而个体的 HLA 型别终身不变。特定等位基因及其以共显性形式表达的产物称为个体性的一种遗传标志。

主治语录：基于点 HLA 分子型终身不变的特点可以应用于对个体的识别。而 HLA 的基因分型则用于亲子鉴定。

历年真题

1. HLA 复合体基因不编码
   A. HLA Ⅰ类分子的重链
   B. HLA Ⅰ类分子的轻链
   C. HLA Ⅱ类分子的 α 链
   D. HLA Ⅱ类分子的 β 链
   E. B 因子

2. 下列关于 HLA Ⅱ类抗原分子的描述，正确的是

   A. 由 α 链和 β_2m 链组成
   B. 提呈外源性抗原肽
   C. 分布在所有有核细胞的表面
   D. 由 HLA-A、HLA-B、HLA-C 等基因编码
   E. 可与 CD8 分子结合

参考答案：1. B 2. B

第九章 B 淋巴细胞

核心问题

1. B 细胞的生长发育、表面分子及其作用。
2. B 细胞分类及其功能。

内容精要

B 细胞具有提呈抗原的功能。BCR 具有多样性，其胚系基因需要经过重排才能表达功能性 BCR。B 细胞在骨髓中经历祖 B 细胞、前 B 细胞、未成熟 B 细胞和成熟 B 细胞 4 个发育阶段。B 细胞膜表面的 BCR 复合物由 mIg 和 CD79 组成，它能够接受抗原刺激从而启动 B 细胞的免疫应答。此外，B 细胞膜上表达共受体（促进 BCR 信号传递）和共刺激分子（为 B 细胞提供第二信号），促进 B 细胞活化增殖和产生适应性体液免疫应答。

一、B 细胞定义及分化发育

1. 定义　B 淋巴细胞由哺乳动物骨髓或鸟类法氏囊中的淋巴样干细胞分化发育而来，故称 B 细胞。成熟 B 细胞主要分布于外周淋巴器官的淋巴滤泡内，B 细胞通过产生抗体发挥特异性体液免疫功能，是一类抗原提呈细胞。

静息 B 淋巴细胞在周围免疫器官中经过抗原刺激和 Th 细胞

的辅助而被激活，增殖形成生发中心，进一步分化为分泌抗体的浆细胞和长寿的记忆 B 细胞。B 细胞产生特异的免疫球蛋白，能特异性地与抗原结合。

2. **分化发育**　哺乳动物的 B 细胞是在中枢免疫器官——骨髓中发育成熟的。B 细胞在中枢免疫器官中的分化发育过程中主要是功能性 B 细胞受体（BCR）的表达和 B 细胞自身免疫耐受的形成。

3. **BCR 的基因结构及其重排**

（1）BCR 是表达于 B 细胞表面的免疫球蛋白，即膜型免疫球蛋白。B 细胞通过 BCR 识别抗原。编码 BCR 的基因群在胚系阶段是以分隔的、数量众多的基因片段的形式存在。基因重排是在 B 细胞的分化发育过程中，BCR 基因片段发生重新排列和组合，产生数量巨大、能识别特异性抗原的 BCR。

1）BCR 的胚系基因结构：人重链基因由编码可变区的 V 基因片段（VH）、D 基因片段（DH）和 J 基因片段（JH），以及编码恒定区的 C 基因片段组成。

人 Ig 轻链基因群分为 κ 基因（定位于第 2 号染色体短臂）和 λ 基因（第 22 号染色体长臂）。

2）BCR 的基因重排及其机制：①Ig 的胚系基因是以被分隔开的基因片段的形式成簇存在的，通过基因重排形成 V-D-J（重链）或 V-J（轻链）连接后，再与 C 基因片段连接，才能编码完整的 Ig 多肽链，进一步加工、组装成有功能的 BCR。②IgV区基因的重排主要是通过重组酶包括重组激活酶基因（RAG）和末端脱氧核苷酸转移酶（TdT）等的作用来实现的，其作用包括识别位于 V（D）J 基因片段两端的保守序列，切断、连接及修复 DNA 等。③通过重组酶的作用，可以从众多的 V（D）J 基因片段中各选择 1 个 V 片段，1 个 D 片段（轻链无 D 片段）和1 个 J 片段重排在一起，形成 V（D）J 连接，最终表达为有功能的 BCR。Ig 胚系基因重排，首先是重链可变区发生基因重排，随后是轻链重排。经过 Ig 胚系基因的重排，B 细胞的 DNA 序列与其他体细胞有很大不同，这是存在于 B 细胞和 T 细胞中独特的生物学现象。

3）等位排斥和同种型排斥：①等位排斥：是指 B 细胞中一条染色体上的重链（或轻链）基因重排成功后，抑制另一条同源染色体上重链（或轻链）基因的重排。②同种型排斥：是指 κ 轻链基因重排成功后抑制轻链基因的重排。

（2）抗原识别受体多样性产生的机制：免疫系统中 T 细胞库和 B 细胞库分别包含特异性不同的 T 细胞克隆和 B 细胞克隆。抗原识别在基因重排过程中产生受体的多样性，其机制主要包括组合多样性、连接多样性、受体编辑和体细胞高频突变。

1）组合多样性：指在免疫球蛋白 V、（D）、J 基因片段重排时，只能分别在众多 V、（D）、J 基因片段中各取用 1 个，因而可产生众多 V 区基因片段组合。

2）连接多样性：Ig 基因片段之间的连接往往有插入、替换或缺失核苷酸的情况发生，从而产生新的序列，称为连接多样性。连接多样性包括：①密码子错位。②框架移位。③N 序列插入。

3）受体编辑：指一些完成基因重排并成功表达 BCR（mIgM）的 B 细胞识别自身抗原后未被克隆清除，而是发生 RAG 基因重新活化，导致轻链 V-J 再次重排，合成新的轻链，替代之前轻链，从而使 BCR 获得新的特异性。若受体编辑不成功，则该细胞凋亡。

4）体细胞高频突变：体细胞高频突变形成的多样性是在已完成 Ig 基因重排的基础上，成熟 B 细胞在外周淋巴器官生发中心接受抗原刺激后发生。体细胞高频突变主要是在编码 V 区 CDR 部位的基因序列发生碱基的点突变。体细胞高频突变可导

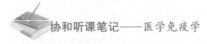

致抗体的亲和力成熟。

4. B 细胞在中枢免疫器官中的分化发育

（1）祖 B 细胞：pro-B 开始表达 Igα/Igβ 异源二聚体，是 B 细胞的重要标记。Igα/Igβ 是 BCR 复合物的组成部分，主要介导抗原刺激后的信号传递。

（2）前 B 细胞：特征是表达前 B 细胞受体（pre-BCR），pre-BCR 可抑制另一条重链基因的重排（等位基因排斥），促进 B 细胞的增殖。

（3）未成熟 B 细胞：特征是可以表达完整 BCR（mIgM），此时若受抗原刺激，则会引发凋亡而导致克隆清除，形成自身免疫耐受。

（4）成熟 B 细胞（又称初始 B 细胞）

1）B 细胞分化的抗原非依赖期是指 B 细胞在骨髓的分化发育过程不受外来抗原影响。

2）B 细胞分化的抗原依赖期是指初始 B 细胞离开骨髓，到达外周免疫器官的 B 细胞区定居，并接受外来抗原的刺激而活化、增殖，进一步分化成熟为浆细胞和记忆 B 细胞的过程。

5. B 细胞中枢免疫耐受的形成——B 细胞发育过程中的阴性选择

（1）前 B 细胞在骨髓中发育至未成熟 B 细胞后，其表面仅表达完整的 mIgM。此时的 mIgM 若与骨髓中的自身抗原结合，即导致细胞凋亡，形成克隆清除。

（2）某些情况下，未成熟 B 细胞与自身抗原的结合可引起 mIgM 表达的下调，这类细胞可进入外周免疫器官，但对抗原刺激不产生应答，称为失能。

（3）在骨髓中发育的未成熟 B 细胞通过克隆清除、受体编辑和失能等机制形成了对自身抗原的中枢免疫耐受，成熟的 B 细胞到达外周淋巴组织后仅被外来抗原激活，产生 B 细胞适应性免疫应答。

二、B 淋巴细胞的表面分子及其作用

1. B 细胞抗原受体复合物

（1）B 细胞抗原受体（BCR）复合物（B 细胞表面重要分子）：抗原与 BCR 结合，所产生的信号经由 CD79a/CD79b 转导至细胞内，是激活 B 细胞的第一信号。

（2）BCR 复合物的组成：由识别和结合抗原的胞膜免疫球蛋白（mIg）和传递抗原刺激信号的 Igα（CD79a）/Igβ（CD79b）异源二聚体组成。

1）膜表面免疫球蛋白：①分泌型免疫球蛋白是 B 细胞的特征性表面标准。②以单体形成存在，能更好与特异性抗原结合。③但需其他分子辅助将抗原刺激的信号传导 B 细胞。④B 细胞在抗原刺激下分化为浆细胞，但浆细胞不表达分泌型免疫球蛋白。

2）Igα（CD79a）/Igβ（CD79b）：BCR 信号转导分子。①Igα 和 Igβ 均属于免疫球蛋白超家族有相对较长的胞质区。Igα 和 Igβ 在胞外区的近胞膜处借二硫键相连，构成二聚体。②Igα/Igβ 和 mIg 的跨膜区都具有极性氨基酸，借静电吸引组成稳定的 BCR 复合物。③Igα/Igβ 胞质区含免疫受体酪氨酸激活基序（ITAM），通过募集下游信号分子，转抗原与 BCR 结合所产生的信号。

2. B 细胞共受体

（1）B 细胞表面的 CD19 与 CD21 及 CD81 非共价相联，形成 B 细胞的多分子共受体。CD19 传递活化信号。

（2）促进 BCR 对抗原的识别及 B 细胞的活化，与 Igα/Igβ 共同传递 B 细胞活化的第一信号。

（3）在复合体中，CD21（即 CR2）可结合 C3d，形成

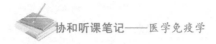

CD21-C3d-抗原-BCR 复合物，发挥 B 细胞共受体的作用。

（4）CD21 也是 EB 病毒受体，与 EB 病毒选择性感染 B 细胞有关。

3. 共刺激分子　仅有第一信号不足以使 B 细胞活化，还需第二信号（共刺激分子）。

（1）共刺激分子产生：主要由 Th 细胞和 B 细胞表面共同刺激分子间的相互作用产生。

（2）共刺激分子的作用：在共刺激信号的作用下，B 细胞活化增殖产生适应性体液免疫应答。而作为 APC，B 细胞可以通过共刺激分子促进 T 细胞的增殖。

（3）常见的共同刺激分子：包括 CD40、CD80、CD86 和黏附分子。

1）CD40：CD40 组成性地表达于成熟 B 细胞，但其的配体（CD40L 即 CD154）表达于活化 T 细胞。CD40 与其配体的结合是 B 细胞活化的最重要的第二信号，对 B 细胞分化成熟和抗体产生起重要的作用。

2）CD80 和 CD86：静息 B 细胞低表达，在活化 B 细胞表达增强。与 T 细胞表面的 CD28（T 细胞活化的最重要的第二信号）和 CTLA-4（抑制 T 细胞活化信号）相互作用。

3）黏附分子：Th 细胞对 B 细胞的辅助及活化 B 细胞向 T 细胞提呈抗原均需要细胞间的接触，黏附分子在此过程中起重要的作用。黏附分子具有共刺激作用。

4. 其他表面分子　①CD19：BCR 识别抗原中关键的信号传递分子，也是 B 细胞表面特异性标志。②CD20：表达于除浆细胞外的各发育阶段的 B 细胞，可调节钙离子跨膜流动，从而调控 B 细胞的增殖和分化。③CD22：特异性表达于 B 细胞，其胞内段含有 ITIM，是 B 细胞的抑制性受体，能负调节 CD19/CD21/CD81 共受体。④CD32：能负反馈调节 B 细胞活化及抗体的分泌。

三、B 细胞的分类

1. 根据所处的活化阶段分类

（1）初始 B 细胞：是指从未接受过抗原刺激的 B 细胞。初始 B 细胞可接受抗原刺激下分化成为记忆 B 细胞或效应细胞。

（2）记忆 B 细胞：初始 B 细胞接受初次抗原刺激以后在生发中心分化成为记忆 B 细胞。记忆 B 细胞比初始 B 细胞具有更长的存活周期。同种抗原的再次刺激记忆 B 细胞时能产生更迅速、更高效、更特异的体液免疫。

（3）效应 B 细胞：又称浆细胞，由经受抗原激活的初始 B 细胞或记忆 B 细胞分化而成。抗体的主要来源是浆细胞，浆细胞通过分泌抗体介导体液免疫的发生。

2. 根据反应特异性分类　根据固有免疫或适应性免疫可分 B1 细胞和 B2 细胞（表 9-1）。

（1）B1 细胞

1）位于腹膜腔、胸膜腔和肠道黏膜固有层，具有自我更新能力。

2）属固有免疫细胞，构成机体免疫的第一道防线。针对碳水化合物产生较强免疫应答，不发生免疫球蛋白类型转变。

3）B1 细胞所合成的低亲和力 IgM 能与多种不同的抗原表位结合，表现为多反应性。在无明显外源性抗原刺激的情况下，B1 细胞能自发分泌针对微生物脂多糖和某些自身抗原的 IgM，这些抗体称天然抗体。

　主治语录：B-1 分为 CD5$^+$B1a 和 CD5$^-$B1b 亚群。B1a 细胞在抗流感病毒感染中通过肺局部富集并诱导多特异性 IgM 和 IgA 特异性抗体发挥保护；B1b 的 BCR 连接多样性较高、抗原谱更广，通过识别肺炎球菌荚膜多糖和伤寒沙门菌 Vi 抗原，产生中等亲和力 IgM，发挥抗感染保护作用。

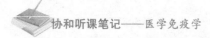

（2）B2 细胞：是分泌抗体参与体液免疫应答的主要细胞。

1）定位于外周淋巴器官的滤泡区，也称为滤泡 B 细胞（FO B）。

2）在抗原刺激和 Th 细胞的辅助下，B2 细胞最终分化成抗体形成细胞——浆细胞，产生抗体，行使体液免疫功能。

3）初次免疫应答后保留下来的部分高亲和力细胞分化成为记忆 B 细胞，当再次感染时记忆 B 细胞可以快速分化为浆细胞，介导迅速的再次免疫应答。

表 9-1　B1 细胞和 B2 细胞

比较项目	B1 细胞	B2 细胞
首次出现时期	早，胎儿期	晚，出生后
更新方式	自我更新	骨髓产生
分布	体腔（胸腔、腹腔）	外周淋巴器官
自发性 Ig 生成	高	低
针对的抗原	碳水化合物类	蛋白质类
分泌的 Ig 种类	IgM>IgG	主要是 IgG>IgM
特异性	多反应性	特异性，尤在免疫后
V 区库	有限	广泛
Th 辅助	无	有
免疫记忆	少/无	有
体细胞高频突变	低/无	高

3. 根据 BCR 类型分类

（1）根据膜上的 BCR 类型，B 细胞可分为表达 IgM、IgD、IgG、IgA 和 IgE 的 B 细胞亚群。

（2）未成熟 B 细胞与初始 B 细胞都是 mIgM$^+$B 细胞，已活化并发生过类别转换的 B 细胞包括 mIgG⁺B 细胞、mIgA⁺B 细胞、mIgE⁺B 细胞。

四、B 淋巴细胞的功能

1. 产生抗体介导体液免疫

（1）中和作用。

（2）调理作用。

（3）激活补体。

（4）ADCC。

（5）参与Ⅰ型超敏反应。

2. 提呈抗原　B 细胞也可作为抗原提呈细胞摄取、加工并提呈抗原，在再次免疫应答过程中发挥抗原提呈作用，对可溶性抗原的提呈尤为重要。

3. 参与免疫调节　B 细胞产生的细胞因子则可作用于 T 细胞、树突状细胞、巨噬细胞等。

 历年真题

1. B 细胞特有的表面标志是

　 A. CD20

　 B. CD3

　 C. CD4

　 D. CD8

　 E. CD28

2. 能提呈抗原的细胞是

A. NK 细胞

B. B 细胞

C. 肥大细胞

D. 细胞毒性 T 细胞

E. 浆细胞

参考答案：1. A　2. B

第十章 T 淋巴细胞

核心问题

1. T 细胞的分化发育，T 细胞表面重要分子及其功能。

2. T 细胞的分类和功能。

内容精要

T 细胞表面具有多种表面标志，其中 TCR-CD3 复合物为 T 细胞的特有标志。按 TCR 不同，T 细胞可分为 αβT 细胞和 γδT 细胞；按功能的不同，αβT 细胞又分为 CD4+辅助 T 细胞（Th）、CD8+细胞毒性 T 细胞（CTL）以及调节性 T 细胞（Treg）。T 细胞介导细胞免疫。Treg 通过抑制 CD4+和 CD8+T 细胞的活化与增殖，发挥免疫的负调节作用。

一、T 细胞的分化发育

1. 定义 T 淋巴细胞简称 T 细胞，来源于胸腺。成熟 T 细胞定居于外周免疫器官的胸腺依赖区。可介导适应性细胞免疫应答，也可对一些体液免疫起辅助作用。

2. T 细胞在胸腺中的发育

（1）T 细胞在胸腺中的发育和 TCR 的重排：在胸腺微环境

的影响下，T 细胞的发育经历淋巴样祖细胞→祖 T 细胞（pro-T cell）→前 T 细胞（pre-T）→未成熟 T 细胞→成熟 T 细胞等阶段。依据 CD4 和 CD8 的表达，胸腺中的 T 细胞又可分为双阴性细胞、双阳性细胞、单阳性细胞 3 个阶段。

1）CD4$^-$CD8$^-$双阴性细胞阶段：αβT 细胞表达的 β 链与前 T 细胞 α 链组装成前 TCR，成功表达前 TCR 的细胞即是 pre-T。在 IL-7 等细胞因子的诱导下，pre-T 增殖活跃，并表达 CD4 和 CD8，细胞进入 DP 细胞阶段。

2）CD4$^+$CD8$^+$双阳性细胞阶段：成功表达 TCR 的细胞即是未成熟 T 细胞。未成熟 T 细胞经历阳性选择并进一步分化为 SP 细胞。

3）CD4$^+$CD8$^-$ 或 CD4$^+$CD8$^-$ 单阳性细胞阶段：SP 细胞经历阴性选择后成为成熟 T 细胞，通过血液循环进入外周免疫器官。

（2）T 细胞发育过程中的 αβTCR 基因重排：TCR 基因群与 BCR 基因群重排的过程也相似。TCR 的多样性形成机制主要是组合多样性和连接多样性，其 N 序列插入的概率远高于 BCR 和 Ig，故 TCR 的多样性远远超过 BCR。

（3）T 细胞发育过程中的阳性选择：获得 MHC 限制性；DP 细胞分化为 SP 细胞。

（4）T 细胞发育过程中的阴性选择：清除自身反应性 T 细胞，保留多样性的抗原反应性 T 细胞，以便于维持 T 细胞的中枢免疫耐受。

3. T 细胞在外周免疫器官中的增殖分化　初始 T 细胞是指从胸腺进入外周免疫器官尚未接触抗原的成熟 T 细胞。初始 T 细胞要定居于外周免疫器官的胸腺依赖区。

T 细胞在外周免疫器官与抗原接触后，最终分化为具有不同功能的效应 T 细胞、调节性 T 细胞或记忆 T 细胞。

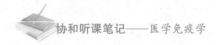

二、T 细胞的表面分子及其作用

1. TCR-CD3 复合物

（1）TCR 结构和功能：TCR 通过盐桥与 CD3 分子的跨膜区结合，形成 TCR-CD3 复合物。

1）结构：每条肽链胞膜外区可以分为可变区和恒定区，可变区含有 3 个互补决定区（CDR1、CDR2 和 CDR3）是 TCR 识别 pMHC 的功能区。2 条肽链的跨膜区具有带正电荷的氨基酸残基（赖氨酸或精氨酸）。

2）功能：特异性识别抗原提呈细胞或靶细胞表面的抗原肽-MHC 分子复合物（pMHC）。

MHC 限制性是指 TCR 不仅识别抗原肽，还识别自身 MHC 分子的多态性部位。

（2）CD3 的结构和功能

1）结构：CD3 具有 5 种肽链，即 γ、δ、ε、ζ 和 η 链，均为跨膜蛋白，跨膜区具有带负电荷的氨基酸残基（天冬氨酸），与 TCR 跨膜区带有正电荷的氨基酸残基形成盐桥。

2）功能：是转导 TCR 识别抗原所产生的活化信号。

2. CD4 分子和 CD8 分子　成熟的 T 细胞只能表达 CD4 或 CD8 分子，即 $CD4^+$ T 细胞或 $CD8^+$ T 细胞。

（1）结构

1）CD4 分子：由 1 条肽链（单链）组成的跨膜蛋白，胞外区有 4 个 Ig 折叠样结构域，远膜端的 2 个能与 MHC Ⅱ类分子结合 β2 结构域结合。

2）CD8 分子：由 α 和 β 肽链组成的异二聚体，2 条肽链均为跨膜蛋白，由二硫键连接，膜外区各含 1 个 Ig 样结构域，能够与 MHC Ⅰ类分子重链的 α3 结构域结合。

（2）功能：主要辅助 TCR 识别抗原和参与 T 细胞活化信号

转导，CD4 和 CD8 又称为 TCR 的共受体。

3. 共同刺激分子

（1）定义：是为 T（或 B）细胞完全活化提供共刺激信号的细胞表面分子及其配体。

（2）初始 T 细胞的完全活化需要第一信号和第二信号 2 个活化信号的协同作用。

1）第一信号（抗原刺激信号）由 TCR 识别 APC 提呈的 pMHC 而产生，经 CD3 转导信号，CD4 或 CD8 起辅助作用，第一信号使 T 细胞初步活化，代表适应性免疫应答严格的特异性。

2）第二信号（共刺激信号）则由抗原提呈细胞（APC）或靶细胞表面的共刺激分子与 T 细胞表面的相应的共刺激分子（正性共刺激分子）相互作用而产生。

主治语录：共刺激信号使 T 细胞完全活化，只有完全活化的 T 细胞才能进一步分泌细胞因子和表达细胞因子受体，在细胞因子的作用下分化和增殖。没有共刺激信号，T 细胞不能活化而克隆失能。

（3）分类：根据功能可将其分为正性共刺激分子和负性共刺激分子（也称共抑制分子）；根据分子结构可将其分为免疫球蛋白超家族（IgSF）、肿瘤坏死因子超家族（TNFSF）和整合素家族。

（4）T 细胞表面的正性共刺激分子主要包括 CD28 家族成员（CD28 和 ICOS）、CD2、ICAM、CD40L、FasL 和 LFA-1 等，CD28 家族的配体为 CD80（B7-1）、CD86（B7-2）、ICOSL、PD-L1 和 PD-L2 等。T 细胞表面的共抑制分子主要有 CTLA-4 和 PD-1 等，其配体分别为 CD80、CD86 和 PD-L1、PD-L2（表 10-1）。

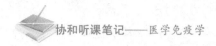

表 10-1 T 细胞的共刺激分子

	配　体	功　能
CD28	CD80 和 CD86	防止细胞凋亡 促进 T 细胞的增殖和分化
CTLA-4		传递抑制性信号；下调或终止 T 细胞活化
ICOS	ICOSL	调节活化 T 细胞多种细胞因子的产生，并促进 T 细胞增殖
PD-1	PD-1L 和 PD-2L	抑制 T 细胞的增殖，以及 IL-2 和 IFN-γ 等细胞因子的产生；抑制 B 细胞的增殖、分化和 Ig 的分泌；参与外周免疫耐受的形成
CD40 配体 （主要表达于活化的 CD4$^+$T 细胞）	CD40 （表达 APC）	促 T 细胞活化、增殖；还可活化 APC；在 TD-Ag 诱导的免疫应答中，CD40L 与 B 细胞表面的 CD40 的结合可促进 B 细胞的增殖、分化、抗体生成和抗体类别转换，诱导记忆 B 细胞的产生
CD2（LFA-2）	LFA-3（CD58）	介导 T 细胞与 APC 或靶细胞间的黏附作用，为 T 细胞提供活化信号
LFA-1 和 ICAM-1	LFA-1 和 ICAM-1 相互结合	介导 T 细胞与 APC 或靶细胞间的黏附

4. 丝裂原结合分子　T 细胞表面还表达多种能结合丝裂原的膜分子，其结合丝裂原的特异性由糖基特点决定。与相应丝裂原结合后，丝裂原可非特异性直接诱导静息 T 细胞活化和增殖。

三、T 细胞的分类和功能

1. 根据所处活化阶段分类

（1）初始 T 细胞：从未接受抗原刺激的成熟 T 细胞，参与淋巴细胞再循环，主要功能是识别抗原。初始 T 细胞在外周淋巴器官内接受 DC 提呈的 pMHC 刺激而活化，并最终分化为效应 T 细胞和记忆 T 细胞。

（2）效应 T 细胞：行使免疫的主要细胞。效应 T 细胞主要是向外周炎症部位或某些器官组织迁移，不再循环至淋巴结。

（3）记忆 T 细胞：记忆 T 细胞可由效应 T 细胞分化而来或由初始 T 细胞接受抗原刺激后直接分化而来。再次接受相同抗原刺激后可迅速活化，并分化为效应 T 细胞，介导再次免疫应答。记忆细胞表达 CD45RO 和黏附分子，参与淋巴细胞再循环。

2. 根据 TCR 类型分类

（1）αβT 细胞：αβT 细胞即通常所称的 T 细胞，占脾脏、淋巴结和循环 T 细胞的 95% 以上。

（2）γδT 细胞：γδT 细胞主要分布于皮肤和黏膜组织，识别抗原无 MHC 限制性，主要识别 CD1 分子提呈的多种病原体表达的共同抗原成分。大多数 γδT 细胞为 $CD4^-CD8^-$。

作用：γδT 细胞具有抗感染和抗肿瘤作用；活化的 γδT 细胞通过分泌多种细胞因子发挥免疫调节作用和介导炎症反应。

αβT 细胞与 γδT 细胞的特征及功能的比较列于表 10-2。

表 10-2　αβT 细胞与 γδT 细胞对比

特　　征		αβT 细胞	γδT 细胞
TCR 多样性		多	少
分布	外周血	60%~70%	5%~15%
	组织	外周淋巴组织	皮肤表皮和黏膜上皮

续　表

特　　征		αβT 细胞	γδT 细胞
表型	CD3$^+$CD2$^+$	100%	100%
	CD4$^+$CD8$^-$	60%~65%	<1%
	CD4$^-$CD8$^+$	30%~35%	20%~50%
	CD4$^-$CD8$^-$	<5%	≥50%
识别抗原		8~17 个氨基酸组成的肽	HSP、脂类、多糖
提呈抗原		经典 MHC 分子	MHC I 类样分子
MHC 限制		有	无
辅助细胞		Th	无
杀伤细胞		CTL	γδT

3. 根据 CD 分子分亚群

（1）CD4$^+$T 细胞：CD4$^+$T 细胞识别由 13~17 个氨基酸残基组成的抗原肽，受自身 MHC II 类分子的限制，活化后，分化为 Th 细胞。少数 CD4$^+$效应 T 细胞具有细胞毒作用和免疫抑制作用。

（2）CD8$^+$T 细胞：CD8$^+$T 细胞识别由 8~10 个氨基酸残基组成的抗原肽，受自身 MHC I 类分子的限制，活化后，分化为细胞毒性 T 细胞（CTL），具有细胞毒作用，可特异性杀伤靶细胞。

4. 根据功能特征分亚群

（1）辅助 T 细胞（Th）：Th 均表达 CD4，未受抗原刺激的初始 CD4$^+$T 细胞为 Th0。Th0 向不同谱系的分化（图 10-1）最主要受细胞因子的种类和细胞因子之间的平衡影响（图 10-2）。抗原的性质、细胞因子和 APC 表达的共同刺激分子均可影响 Th0 分化。不同亚群的 Th 分泌不同的细胞因子只是反映了这些细胞处于不同分化状态，这种分化状态并非恒定不变，在一定条件下可以相互转变。

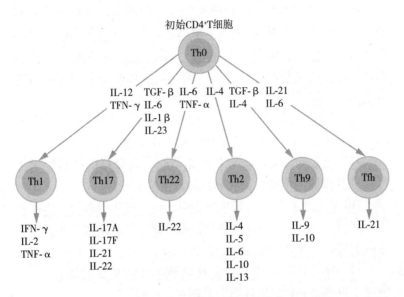

图 10-1 CD4⁺效应 T 细胞的分化

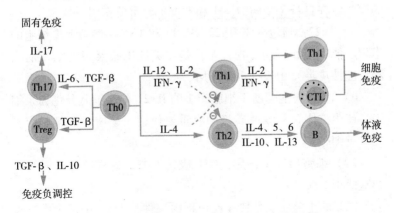

图 10-2 细胞因子对 Th 细胞亚群的调节作用

1）Th1：主要分泌 Th1 型细胞因子，包括 IFN-γ、TNF-α、IL-2 等。可抑制 Th2 的增殖。Th1 细胞的主要效应是通过分泌的细胞因子增强细胞介导的抗感染免疫，特别是抗胞内病原体的感染。如：①分泌 IL-2、IFN-γ 辅助刺激 CD8$^+$CTL 细胞和 NK 的增殖分化，促进 CTL 和 NK 的杀伤功能。②分泌 IFN-γ、TNF-α 增强巨噬细胞介导的吞噬杀菌功能。③是迟发型超敏反应的效应细胞。④促进 B 细胞分泌 IgG 抗体。

2）Th2：主要分泌 Th2 型细胞因子，包括 IL-4、IL-5、IL-6、IL-10 及 IL-13 等。它们能抑制 Th1 增殖。

Th2 的主要效应是辅助 B 细胞活化，其分泌的细胞因子也可促进 B 细胞的增殖、分化和抗体的生成。

Th2 在超敏反应及抗寄生虫感染中也发挥重要作用：IL-4 和 IL-5 可诱导 IgE 生成和嗜酸性粒细胞活化。特应性皮炎和支气管哮喘的发病与 Th2 型细胞因子分泌过多有关。

3）Th9：通过分泌其特征性细胞因子 IL9 在过敏性疾病、抗寄生虫感染和自身免疫病中发挥重要作用。

4）Th17：通过分泌多种细胞因子参与固有免疫和某些炎症的发生，在自身免疫病的发生和发展中起重要作用。

5）Th22：通过分泌 IL-22、IL-13 和 TNF-α 参与上皮细胞的生理功能和炎性病理过程，尤其是在炎性皮肤疾病（如银屑病和特应性皮炎）中发挥重要作用。

6）Tfh：滤泡辅助 T 细胞产生的 IL-21 在 B 细胞分化为浆细胞、产生抗体和 Ig 类别转换中有重要作用，是辅助 B 细胞应答的关键细胞。

（2）细胞毒性 T 细胞：CTL 表达 CD8，通常所称的 CD8$^+$T 细胞即指 CTL。

CTL 的主要功能是特异性识别内源性抗原肽-MHC Ⅰ类分子复合物，进而杀伤靶细胞。杀伤机制：①分泌穿孔素、颗粒酶、颗粒溶解素及淋巴毒素等物质直接杀伤靶细胞。②通过 Fas/FasL 途径诱导靶细胞凋亡。CTL 在杀伤靶细胞的过程中自身不受伤害，可连续杀伤多个靶细胞。

（3）调节性 T 细胞（Treg）：通常所称的 Treg 是 CD4$^+$CD25$^+$Foxp3$^+$的 T 细胞。Foxp3 是 Treg 的重要标志，同时也参与 Treg 的分化和功能。Foxp3 缺陷，会导致人、小鼠发生严重自身免疫病。Treg 主要通过 2 种方式负调控免疫应答：直接接触抑制靶细胞活化；分泌 TGF-β、IL-10 等细胞因子抑制免疫应答。根据来源可分为 2 类（表 10-3）。

表 10-3 2 类调节性 T 细胞的比较

特　　点	自然调节性 T 细胞	诱导性调节性 T 细胞
诱导部位	胸腺	外周
CD25 表达	+++	-/+
转录因子 Foxp3	+++	+
抗原特异性	自身抗原（胸腺中）	组织特异性抗原和外来抗原
发挥效应作用的机制	细胞接触，分泌细胞因子	分泌细胞因子，细胞接触
功能	抑制自身反应性 T 细胞介导的病理性应答	抑制自身损伤性炎症反应和移植排斥反应，利于肿瘤生长

1）自然调节性 T 细胞：直接从胸腺分化而来。

2）诱导性调节性 T 细胞：亦称适应性调节性 T 细胞，由初始 CD4$^+$T 细胞在外周经抗原及其他因素（如 TGF-β 和 IL-2）诱导产生。

3）其他调节性 T 细胞：CD8$^+$调节性 T 细胞，对自身反应性

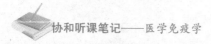

CD4$^+$T 细胞具有抑制活性，并可抑制移植物排斥反应。

历年真题

1. Th1 细胞分泌
   A. IFN-γ
   B. IL-4
   C. IL-5
   D. IL-6
   E. IL-10

2. 只有 T 细胞才具有的表面标记为

   A. 识别抗原受体
   B. CD3 受体
   C. 细胞因子受体
   D. CD3 分子
   E. 有丝分裂原受体

参考答案：1. A　2. D

第十一章 抗原提呈细胞与抗原的 处理及提呈

核心问题

1. 专职 APC 的定义、分类及功能。
2. 抗原的加工和提呈定义及途径。

内容精要

专职性 APC 包括 DC、单核/巨噬细胞和 B 细胞。DC 是机体内功能最强的 APC，能刺激初始 T 细胞活化，启动免疫应答。非成熟 DC 摄取和加工抗原的能力强，而成熟 DC 提呈抗原的功能强；外源性抗原被摄取后主要通过 MHC Ⅱ类分子途径加工和提呈给 $CD4^+T$ 细胞，内源性抗原主要通过 MHC Ⅰ类分子途径加工和提呈给 $CD8^+T$ 细胞，也存在抗原交叉提呈现象。脂类抗原由 CD1 分子途径提呈。

一、专职性抗原提呈细胞的生物学特性

1. 定义 抗原提呈细胞（APC）是能够加工抗原并以抗原肽-MHC 分子复合物的形式将抗原肽提呈给 T 细胞的一类细胞，在机体的免疫识别、免疫应答与免疫调节中起重要作用。

2. 分类

（1）专职性的抗原提呈细胞：能表达 MHC Ⅱ 类分子、共同刺激分子和黏液分子，具有直接摄取、加工和提呈抗原的功能。专职 APC 包括单核/巨噬细胞、树突状细胞、B 细胞。

（2）非专职性抗原提呈细胞：可被诱导表达 MHC Ⅱ 类分子、共刺激分子和黏附分子。

靶细胞（一类被胞内病原体感染而产生病原体抗原或细胞发生突变产生突变蛋白抗原的细胞）可通过 MHC Ⅰ 类分子途径提呈这些内源性抗原肽给 $CD8^+T$ 细胞而被识别和杀伤，故靶细胞也属抗原提呈细胞。

非专职性 APC 包括内皮细胞、上皮细胞、成纤维细胞等多种细胞。

3. 树突状细胞（DC）

（1）定义：是一类成熟时具有许多树突样突起的、能够识别、摄取和加工外源性抗原并将抗原肽提呈给初始 T 细胞进而诱导 T 细胞活化增殖的、功能最强的抗原提呈细胞。DC 是适应性免疫应答的始动者。

（2）DC 的类型：主要分为经典 DC 及浆细胞样 DC。经典 DC 主要参与适应性免疫应答的诱导和启动。浆细胞样 DC 能加工提呈抗原，其主要功能参与抗病毒固有免疫应答，在某些情况下也参与自身免疫病的发生发展。

部分 DC 具有负向调控免疫应答、维持免疫耐受的作用，称为调节性 DC。

滤泡树突状细胞（FDC）呈树突状形态，不具备抗原提呈能力，可通过负载抗原肽刺激生发中心 B 细胞发生体细胞超突变。

（3）经典 DC 的成熟过程

1）未成熟 DC：从骨髓造血干细胞分化而来的 DC 前体细胞

表达多种趋化因子受体，经血液进入各种实体器官和上皮组织，成为未成熟 DC。

特点：①表达模式识别受体，能有效识别和摄取外源性抗原。②具有很强的抗原加工能力。③低水平表达 MHC Ⅱ 类分子和共刺激分子、黏附分子，故提呈抗原和激发免疫应答的能力较弱。

2）迁移期 DC：未成熟 DC 在各组织器官中接触和摄取抗原或受到某些炎性刺激表达特定趋化因子受体，在趋化因子的作用下发生迁移。由外周组织器官（获取抗原信号）通过输入淋巴管和/或血液循环进入外周淋巴器官。

3）成熟 DC：迁移到外周免疫器官的 DC 已是成熟 DC，外周免疫器官 T 细胞区的并指状 DC（IDC）即属成熟 DC。

特点：①表面有许多树突样突起。②低表达模式识别受体，识别和摄取外源性抗原的能力弱。③加工抗原的能力弱。④高水平表达 MHC Ⅱ 类分子和共刺激分子、黏附分子，故能有效提呈抗原和激活 T 细胞，启动适应性免疫应答。

（3）DC 的功能

1）识别和摄取抗原，参与固有免疫应答：可识别多种病原微生物或抗原-抗体复合物，通过胞饮作用、吞噬作用、受体介导的内吞作用等摄取抗原物质并销毁之，从而行使固有免疫应答功能。

2）加工和提呈抗原，启动适应性免疫应答（最重要的功能）：初始 T 细胞的活化更依赖于 DC 刺激信号的存在，DC 是唯一能直接激活初始 T 细胞的专职性 APC。DC 能以抗原肽-MHC Ⅰ 类分子复合物的形式将抗原肽提呈给 $CD8^+T$ 细胞并激活之。

DC 可通过诱导 Ig 的类别转换和释放某些可溶性因子等促进 B 细胞的增殖与分化，参与体液免疫应答。

3）免疫调节作用：DC 能够分泌多种细胞因子和趋化因子，

通过细胞间直接接触的方式或者可溶性因子间接作用的方式，调节其他免疫细胞的功能。

4）诱导与维持免疫耐受：胸腺 DC 是胸腺内对未成熟 T 细胞进行阴性选择的重要细胞，通过清除自身反应性 T 细胞克隆，参与中枢免疫耐受的诱导。

4. 单核/巨噬细胞　单核细胞来源于骨髓中的前体细胞，从血液移行到全身组织器官，成为巨噬细胞。巨噬细胞定居于各组织脏器、皮肤和黏膜，体积大，变形能力强，通过其表面丰富的补体受体、Fc 受体、甘露糖受体等，具有很强的抗原摄取吞噬能力和蛋白处理能力。虽低表达 MHC 和共刺激分子，但 IFN-γ 可显著上调巨噬细胞的 APC 功能。

5. B 淋巴细胞　B 细胞主要以 BCR 识别、浓集和内化抗原，亦可通过胞饮作用摄取抗原。浓集抗原的效应使 B 细胞在抗原浓度极低时仍能够提呈抗原。

B 细胞将抗原加工成抗原肽后，以抗原肽-MHC Ⅱ 类分子复合物的形式表达于细胞表面，提呈给 Th。

B 细胞一般不表达 CD80、CD86 等共刺激分子，但在细菌感染等刺激后或在 Th 的辅助下可以表达。B 细胞接受 T 细胞提供的第二信号而完全活化，并在 T 细胞产生的细胞因子作用下增殖、分化、产生抗体和发挥体液免疫效应。

主治语录：B 细胞在感染等刺激后上调表达 B7。淋巴结滤泡内 B 细胞的抗原提呈对于激活 Th 很重要。

二、抗原的加工和提呈

1. 定义　抗原加工或称抗原处理，是 APC 将摄取入胞内的外源性抗原或者胞质内自身产生的内源性抗原降解并加工成一定大小的多肽片段、使抗原肽适合与 MHC 分子结合、抗原肽-MHC 分子复合物再转运到细胞表面的过程。

抗原提呈是表达于 APC 表面的抗原肽-MHC 分子复合物被 T 细胞识别、从而将抗原肽提呈给 T 细胞，诱导 T 细胞活化的过程。

T 细胞只能识别 APC 提呈的抗原肽：CD4$^+$T 细胞的 TCR 识别 APC 提呈的抗原肽-MHC Ⅱ 类分子复合物，CD8$^+$T 细胞的 TCR 识别靶细胞提呈的抗原肽-MHC Ⅰ 类分子复合物。

2. APC 提呈抗原的分类　　根据来源不同可分为两大类：①来自细胞外的抗原称为外源性抗原。②细胞内合成的抗原称为内源性抗原。

3. APC 加工和提呈抗原的途径

（1）MHC Ⅰ 类分子抗原提呈途径（胞质溶胶抗原提呈途径）：内源性抗原主要通过 MHC Ⅰ 类分子途径加工与提呈。所有有核细胞均具有通过 MHC Ⅰ 类分子途径加工和提呈抗原的能力。

内源性抗原提呈病毒感染细胞合成的病毒蛋白、肿瘤细胞合成的肿瘤抗原和某些胞内自身抗原为内源性抗原，被胞质中的蛋白酶体降解为多肽；含 8~10 个氨基酸的多肽经抗原加工相关转运物（TAP）转运到内质网中，与 ER 内新组装的 MHC Ⅰ 类分子结合形成抗原肽-MHC Ⅰ 类分子复合物，再转运至细胞膜表面，供 CD8$^+$T 细胞识别结合。

（2）MHC Ⅱ 类分子抗原提呈途径（外源性抗原提呈）：外源性抗原（细菌、蛋白质等）被 APC 摄取进入内体，内体与溶酶体融合，抗原被降解为多肽；内质网中新合成的 MHC Ⅱ 类分子与 Ⅰa 相关恒定链（Ⅰi）结合经高尔基体转运到内体，形成富含 MHC Ⅱ 类分子的小体（M Ⅱ C）。抗原肽也转运至 MHC Ⅱ 中，Ⅰi 链被降解而将 MHC Ⅱ 类分子相关恒定链多肽（CLIP）残留于 MHC Ⅱ 分子的抗原肽结合槽中，HLA-DM 使 CLIP 被

13~17个氨基酸的抗原多肽所置换，形成稳定的抗原肽-MHC II类分子复合物，然后转运至 APC 膜表，供 CD4$^+$T 细胞识别（ I 类分子与 II 类分子抗原提呈途径比较见表 11-1）。

表 11-1　MHC I 类分子抗原提呈途径和 MHC II 类分子
抗原提呈途径的比较

	MHC I 类分子途径	MHC II 类分子途径
抗原来源	内源性抗原	外源性抗原
降解抗原的胞内位置	免疫蛋白酶体	M II C、溶酶体
抗原与 MHC 结合部位	内质网	M II C
提呈抗原肽的 MHC	MHC I 类分子	MHC II 类分子
伴侣分子和抗原肽转运分子	钙联蛋白、TAP 等	I i 链、钙联蛋白等
加工和提呈抗原的细胞	所有有核细胞	专职性抗原提呈细胞
识别和应答细胞	CD8$^+$T 细胞（CTL）	CD4$^+$T 细胞（Th）

（3）非经典的抗原提呈途径（MHC 分子对抗原的交叉提呈途径）：抗原的交叉提呈也称为交叉致敏，是指 APC 能将摄取、加工的外源性抗原通过 MHC I 类分子途径提呈给 CD8$^+$T 细胞；或将内源性抗原通过 MHC II 类分子途径提呈给 CD4$^+$T 细胞。

（4）脂类抗原的 CD1 分子提呈途径：脂类抗原（如分枝杆菌胞壁成分）不能被 MHC 限制性 T 细胞识别。CD1 有 a~e 5 个成员，均属 MHC I 类样分子。CD1a~c 主要将不同脂类抗原提呈给 T 细胞，介导对病原微生物的适应性免疫应答。CD1d 主要将脂类抗原提呈给 NKT 细胞，参与固有免疫应答。

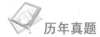 历年真题

1. 目前所知机体内抗原提呈功能最强的细胞是
   A. MQ
   B. DC
   C. 内皮细胞
   D. B 淋巴细胞
   E. 库普弗细胞

（2~3 题共用备选答案）
   A. 内质网
   B. 溶酶体
   C. 体内腔
   D. 高尔基体
   E. 蛋白酶体

2. 内源性抗原肽与 MHC I 类分子结合的部位是在

3. 外源性抗原肽与 MHC II 类分子结合的部位是在

参考答案：1. B　2. A　3. C

第十二章　T淋巴细胞介导的
适应性免疫应答

核心问题

1. T细胞对抗原的识别、T细胞的活化、增殖和分化。

2. 各类T细胞的免疫效应和转归。

内容精要

T细胞和APC通过黏附分子的相互作用发生可逆的非特异性结合。TCR识别pMHC之后，经CD3和共受体CD4或CD8传递T细胞活化的第一信号，启动T细胞的激活。共刺激分子提供第二信号诱导T细胞完全活化。共抑制分子能下调或中止免疫应答，维持内环境的稳定性。适应性细胞免疫应答的效应细胞是Th和CTL。Th通过活化巨噬细胞和其他免疫细胞吞噬和清除抗原；CTL通过分泌穿孔素/颗粒酶及诱导细胞凋亡途径杀伤已被感染细胞和肿瘤细胞。

一、细胞免疫应答

T淋巴细胞介导的免疫应答也称细胞免疫应答。可分为3个阶段：

第一阶段：T细胞特异性识别抗原阶段。

第二阶段：T细胞活化、增殖和分化阶段。

第三阶段：效应性T细胞的产生及效应阶段。

二、T细胞对抗原的识别

1. 定义　初始T细胞膜表面TCR特异性识别APC提呈的抗原肽-MHC分子复合物（pMHC）特异结合的过程称为抗原识别T细胞。

2. 识别过程　此过程遵循MHC限制性，T细胞只能识别由同一个体APC提呈的pMHC。

（1）T细胞与APC的非特异性结合：可逆过程，筛选特异性抗原肽-MHC的过程。能特异性识别pMHC的T细胞进入特异性结合阶段。

（2）T细胞与APC的特异性结合：①TCR特异性识别相应的pMHC后，T细胞与APC接触部位形成免疫突触。②免疫突触能增强T细胞与APC的结合，同时促进T细胞的活化和生物学效应。

三、T细胞活化、增殖和分化

1. T细胞的活化信号

（1）T细胞活化的第一信号（抗原刺激信号）

1）TCR特异性识别结合在MHC分子槽中的抗原肽，使得T细胞初步活化。同时与T细胞接触的APC也被活化，并上调共刺激分子等活化相关分子的表达。

2）CD3和辅助受体（CD4或CD8）分子的胞质段尾部聚集—激活酪氨酸激酶—CD3分子ITAM中的酪氨酸磷酸化，启动激酶活化的级联反应，最终通过激活转录因子，进入核内，结合于靶基因，调控细胞增殖及分化相关基因，表达相应功能。

（2）T细胞活化的第二信号（共刺激信号）：T细胞与APC细胞表面多对共刺激分子相互作用产生T细胞活化所需的第二信号，导致T细胞完全活化。若缺乏共刺激信号，第一信号非但不能有效激活特异性T细胞，反而会导致T细胞失能。

共刺激分子和共抑制分子的相互作用，其中CD28是最重要的共刺激分子，其主要作用促进IL-2合成；CTLA-4是重要的共抑制分子，可竞争抑制CD28的作用并启动抑制性信号，限制T细胞过度激活。

（3）细胞因子促进细胞的增殖和分化（第三信号）：活化的APC和T细胞分泌IL-1、IL-2、IL-6、IL-12、IFN-γ等多种细胞因子→激活T细胞（其中IL-1和IL-2对T细胞增殖至关重要）。

IL-1和IL-2对T细胞增殖最为重要；其他细胞因子参与T细胞的分化。若没有细胞因子，活化T细胞不能增殖和分化，导致T细胞活化后凋亡。

主治语录：T细胞的活化信号即抗原表位一信号、共刺激二信号、细胞因子三信号，以保证、维持T细胞的激活、增殖、效应和记忆分化。

2. T细胞活化的信号转导途径　TCR活化信号转导的途径主要有PLC-γ活化途径和Ras-MAP激酶活化途径（图12-1）。经过一系列信号转导分子的级联反应，最终导致转录因子（NFAT、NFκB、AP-1等）的活化并进入核内调节相关靶基因的转录。

在T细胞活化早期第一信号诱导转录因子和膜相关的共刺激分子和黏附分子基因表达，IL-2对T细胞的增殖和分化是必需的。增殖的T细胞可分化为效应细胞，部分细胞分化成为记忆T细胞。

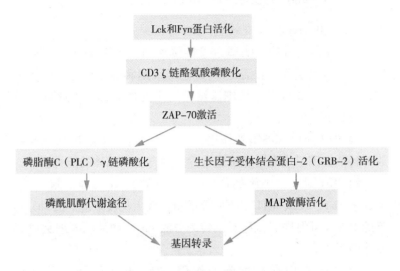

图 12-1　TCR 复合物及其辅助受体活化信号的胞内转导途径

3. 抗原特异性 T 细胞克隆性增殖和分化

（1）CD4⁺T 细胞的增殖分化：初始 T 细胞识别抗原后分化为 Th0 细胞，Th0 细胞若在 IL-12 和 IFN-γ 等作用下继续分化为 Th1 细胞，介导细胞免疫；若受 IL-4 等作用分化为 Th2 细胞辅助体液免疫。在 TGF-β 和 IL-2 可诱导 Th0 向 Treg 分化来发挥负性免疫调节作用。

（2）CD8⁺T 细胞的增殖分化：分为 Th 细胞依赖性及非依赖性 2 种方式。

1）Th 细胞依赖性：当靶细胞表达低或不表达共刺激分子，需要 APC 和 Th 的辅助有效激活初始 CD8⁺T 细胞。

2）Th 细胞非依赖性：主要是高表达共刺激分子的病毒感染 DC，直接使 CD8⁺T 细胞增殖并分化为 CTL。

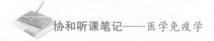

四、T 细胞的免疫效应和转归

1. Th 和 Treg 的免疫效应

（1）Th1 的效应：①通过直接接触诱导 CTL 分化。②通过释放的细胞因子募集和活化单核/巨噬细胞和淋巴细胞，诱导细胞免疫反应（或称单个核细胞浸润为主的炎症反应或迟发型炎症反应）。

1）Th1 对巨噬细胞的作用：Th1 可通过活化巨噬细胞及释放各种活性因子增强巨噬细胞清除胞内寄生病原体的能力。

2）Th1 对淋巴细胞的作用：①Th1 产生 IL-2 等细胞因子，可促进 Th1、Th2、CTL 和 NK 等增殖，放大免疫效应。②Th1 分泌的 IFN-γ 可促进 B 细胞类别转为分泌 IgG，增强巨噬细胞对病原体的吞噬。

3）Th1 对中性粒细胞的作用：Th1 产生的淋巴毒素和 TNF-α，活化中性粒细胞，促进其杀伤病原体。

（2）Th2 的效应

1）辅助体液免疫应答，Th2 通过产生 IL-4、IL-5、IL-10 和 IL-13 等细胞因子，促进 B 细胞的增殖、分化为浆细胞，产生抗体。

2）参与超敏反应性炎症：①可激活肥大细胞、嗜碱性粒细胞参与超敏反应的发生。②分泌 IL-5 等细胞因子活化嗜酸性粒细胞，激活寄生虫免疫。

（3）Th17 的效应

1）Th17 的主要功能是诱导中性粒细胞为主的炎症反应，吞噬和杀伤细菌和真菌等病原，以及维持消化道等上皮免疫屏障的完整性，在固有免疫应答中发挥重要作用。

2）Th17 通过分泌 IL-17、IL-21 和 IL-22 等细胞因子发挥效应：①IL-17 可募集中性粒细胞和单核细胞，刺激中性粒细胞增生和活化；IL-17也可刺激局部组织细胞产生防御素等抗菌肽。②IL-22可刺激组织细胞分泌抗菌肽、提高上皮组织的免疫屏障功能抗菌效应和促进免疫屏障修复功能。IL-22可通过刺激上皮细胞，参与组织损伤和炎症性疾病。③IL-21可通过自分泌方式刺激和放大Th17功能，可刺激CD8$^+$T细胞和NK细胞增殖、分化和发挥效应，并参与B细胞的免疫应答。

（4）Th的效应

1）Th分泌IL-21和表达CD40L等膜分子作用于B细胞，在生发中心发育和浆细胞形成过程中发挥关键作用。

2）Th通过表达CD40L，分泌IL21、IL-4或IFN-γ，参与抗体的类别转换。

3）CD40L可刺激B细胞，参与高亲和力B细胞的选择过程。

4）Th还可调节记忆B细胞的功能，促进其长期生存和保持免疫应答的能力。

5）Th功能异常时，可增强Th和B细胞之间的相互作用，导致在清除外来抗原的同时诱导自身反应性抗体的产生，从而引发抗体介导的自身免疫病。而Th功能异常导致CD40/CD40L信号缺失，可引起生发中心形成缺陷。

（5）Treg的效应：Treg细胞可发挥负性免疫调控作用。①分泌IL-35、IL-10和TGF-β等可溶性负性免疫分子发挥免疫抑制作用。②高表达IL-2的高亲和力受体，竞争性掠夺邻近活化T细胞生存所需的IL-2，导致活化T细胞的增殖抑制和凋亡。③通过颗粒酶A、颗粒酶B以穿孔素依赖方式使CTL和NK等细胞凋亡。④通过表达CTLA-4等膜分子和分泌IL-35等分子抑制DC成熟和削弱其抗原提呈功能，并促进抑制性DC产生。

2. CTL细胞的效应

（1）CTL杀伤靶细胞的过程

1）效-靶细胞结合：CTL 识别靶细胞表面特异性抗原肽-MHC Ⅰ类分子复合物并与之结合。TCR 识别靶细胞提呈的 pMHC Ⅰ后形成免疫突触，使 CTL 分泌的效应分子在局部形成很高的浓度，选择性杀伤所接触的靶细胞，不影响邻近的正常细胞。

2）CTL 的极化：极化是指细胞膜分子或胞内成分聚集于细胞一端的现象。效-靶细胞紧密接触，CTL 胞质内的骨架结构、胞质颗粒等向靶细胞接触部位重新排列和分布。

3）致死性攻击：CTL 胞质颗粒中的效应分子释放到效-靶结合面，效应分子对靶细胞进行攻击导致靶细胞凋亡。CTL 脱离靶细胞，寻找下一个目标。

（2）CTL 杀伤靶细胞的机制：CTL 主要通过下列 2 条途径杀伤靶细胞。

1）穿孔素/颗粒酶途径：穿孔素单体可插入靶细胞膜，在钙离子存在的情况下，可聚集形成孔道，使颗粒酶等细胞毒蛋白迅速进入细胞。颗粒酶进入靶细胞后激活凋亡相关的酶系统而诱导靶细胞凋亡。

2）死亡受体途径：效应 CTL 产生的效应分子可分别与靶细胞表面的 Fas 和 TNF 受体结合，通过激活胞内半胱天冬蛋白酶参与的信号转导途径，诱导靶细胞凋亡。

3. T 细胞介导的免疫应答的生物学意义

（1）抗感染：Th1 和 CTL 细胞介导的细胞免疫效应主要是针对胞内病原体感染；Th2 和 Th17 介导的细胞免疫效应则主要针对胞外菌、真菌及寄生虫感染。

（2）抗肿瘤：特异性细胞免疫是主要的抗肿瘤因素。

（3）免疫病理作用：T 细胞介导的细胞免疫效应在迟发型超敏反应和移植排斥的病理过程中发挥重要作用。

（4）免疫调节的作用：CD4$^+$Th 亚群之间的平衡有助于调控机体产生合适类型和强度的免疫应答；Treg 抑制过度免疫应答

和及时终止免疫应答，从而在清除抗原的同时保持机体的免疫平衡状态。

4. 活化 T 细胞的转归

（1）效应 T 细胞的抑制和清除

1）Treg 一般免疫应答的晚期被诱导产生，负性调控免疫应答。

2）活化诱导的细胞死亡（AICD）指免疫细胞活化并发挥免疫效应后诱导的一种自发的细胞凋亡。多种细胞表达的 FasL 与活化 T 细胞结合，启动活化 T 细胞的凋亡信号，诱导细胞凋亡。凋亡的 T 细胞被巨噬细胞清除。

（2）记忆 T 细胞的形成和作用

1）记忆 T 细胞（Tm）是指对特异性抗原有记忆能力、寿命较长的 T 淋巴细胞。免疫记忆可产生更快、更强、更有效的再次免疫应答，适应性免疫应答的重要特征之一。

2）作用特点：①相对较低浓度的抗原就可以激活 Tm 细胞。②与初始 T 细胞相比，Tm 细胞的再活化对共同刺激信号的依赖性较低。③Tm 细胞分泌更多的细胞因子且作用的敏感性更强。

 历年真题

1. 参与 T 细胞介导的免疫应答的细胞组合是

　A. APC、Ts、Th 细胞

　B. APC、Ts、B 细胞

　C. APC、Ts、NK 细胞

　D. APC、Tc、B 细胞

　E. APC、Tc、Th 细胞

2. 关于 CTL（Tc）细胞杀伤靶细胞，下列哪项是错误的

　A. 杀伤作用具有抗原特异性

　B. Tc 细胞必须与靶细胞直接接触

　C. 靶细胞被溶解时，Tc 细胞完好无损

　D. 一个 Tc 细胞只能杀伤一个靶细胞

　E. 杀伤靶细胞与 Tc 细胞分泌多种细胞毒素有关

参考答案：1. E　2. D

第十三章　B 淋巴细胞介导的特异性免疫应答

核心问题

1. B 细胞对 TD 抗原识别、B 细胞活化需要的信号及增殖和终末分化。

2. B 细胞对 TI-1 和 TI-2 抗原的应答及免疫应答产生抗体的规律。

内容精要

B 细胞介导的体液免疫应答是指抗原诱导特异性 B 细胞活化、增殖，并最终分化为浆细胞，产生特异性抗体，清除抗原的过程。BCR 特异性结合抗原，产生 B 细胞活化的第一信号 Th 细胞与 B 细胞之间共刺激分子的相互作用及分泌的细胞因子向 B 细胞提供第二信号。B 细在生发中心发生体细胞高频突变、抗体亲和力成熟及类别转换，最后分化成熟为浆细胞或记忆 B 细胞。初次免疫应答产生的抗体以低亲和力 IgM 为主，再次免疫应答则主要产生高亲和力 IgG。

一、B 细胞对 TD 抗原（T 细胞依赖性抗原）的免疫应答

1. B 细胞对 TD 抗原的识别

（1）B 细胞活化需要双信号：①BCR 特异性结合抗原，产生 B 细胞活化的第一信号。②Th 活化后表达的 CD40L 与 B 细胞表面 CD40 结合，提供 B 细胞活化的第二信号。

（2）BCR 对抗原的识别与 TCR 识别抗原不同：①BCR 可识别蛋白抗原也能识别其他抗原。②BCR 能识别完整抗原的天然构象及抗原降解所暴露表位的空间构象。③BCR 识别无须 APC 的加工和提呈，更无 MHC 限制性。

2. B 细胞活化需要的信号

（1）B 细胞活化的第一信号（抗原刺激信号）

1）BCR-CD79a/CD79b 信号：BCR 需借助自身复合物中的 CD79a/CD79b 将信号转入 B 细胞内。

2）BCR 共受体的增强作用：BCR 更有效识别通过调理被补体 C3b 标记过的抗原。补体作为 BCR 共受体，共受体可增强 B 细胞活化信号。

（2）B 细胞活化的第二信号（共刺激信号）

Th 细胞与 B 细胞表面多对共刺激分子相互作用产生，其中最重要的是 CD40/CD40L。CD40 表达在 B 细胞、单核细胞和 DC 表面；CD40L 表达在活化的 Th 细胞表面。

（3）细胞因子的作用：诱导 B 细胞增殖是 B 细胞形成生发中心和继续分化的基础。

（4）T 细胞、B 细胞的相互作用

1）T 细胞可在两方面辅助 B 细胞对 TD 抗原应答：①T 细胞表面的共刺激分子为 B 细胞活化提供第二信号。②T 细胞分泌细胞因子参与 B 细胞的分化和激活。

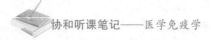

2）T 细胞、B 细胞间的作用是相互的：①B 细胞诱导 T 细胞表达多种膜分子和细胞因子。②活化的 T 细胞表达 CD40L，为 B 细胞提供活化的第二信号。

主治语录：BCR 识别并结合抗原，抗原抗体复合物内化，抗原被加工成抗原肽后与 MHC Ⅱ类分子形成复合物，提呈给 T 细胞的 TCR，产生 T 细胞活化的第一信号。B 细胞识别抗原后表达 CD80/86 分子，与 T 细胞表面的 CD28 结合提供 T 细胞活化的第二信号。活化的 T 细胞表达 CD40L，与 B 细胞表面组成性表达的 CD40 结合，产生 B 细胞活化的第二信号。活化的 Th 细胞分泌 IL-2、IL-4、IL-21、IL-6 等多种细胞因子，诱导活化 B 细胞的分化和 Ig 的产生。

3. B 细胞的激活、增殖和终末分化及成熟

（1）B 细胞的滤泡外活化：滤泡树突状细胞激发体液免疫应答及产生和维持记忆性 B 细胞中发挥重要作用。

滤泡辅助性 T 细胞，在 B 细胞分化为浆细胞、产生抗体和类别转换中发挥重要作用。

（2）初级聚合灶的形成

1）B 细胞在初级聚合灶中介导第一阶段的体液免疫应答。

2）部分 B 细胞在初级聚合灶中分化成为浆母细胞经历 Ig 类别转换并分泌抗体。

3）浆母细胞分泌的抗体可以与滤泡树突状细胞（FDC）固定的抗原形成免疫复合物（包含抗原、抗体及补体），促进 FDC 分泌细胞因子募集活化的 B 细胞向淋巴滤泡迁移，进而形成生发中心。

（3）生发中心（次级淋巴滤泡）的形成

1）生发中心是 B 细胞对 TD 抗原应答的重要场所，由活化 B 细胞快速分裂增殖所形成。

2）生发中心可分为 2 个区域：①暗区，中心母细胞在此紧

密集聚，FDC 很少。②明区，中心细胞在 FDC 和 Th 协同作用下继续分化，经过阳性选择完成亲和力成熟过程，最终化成浆细胞产生抗体，或分化成记忆性 B 细胞。只有表达高亲和力 mIg 的 B 细胞才能继续分化发育，其余大多数中心细胞则发生凋亡。

（4）体细胞高频突变、Ig 亲和力成熟和阳性选择

1）中心母细胞的轻链和重链 V 基因可发生体细胞高频突变，体细胞高频突变需要抗原诱导和 Th 细胞的辅助。

2）阳性选择：体细胞高频突变后，B 细胞进入明区，少部分突变 B 细胞克隆的 BCR 亲和力提高，表达抗凋亡蛋白而继续存活。亲和力低的 B 细胞发生凋亡，而被清除。

3）Ig 亲和力成熟：当大量抗原被清除，或再次免疫应答仅有少量抗原出现时，表达高亲和力 BCR 的 B 细胞克隆会优先结合抗原并得到扩增，最终产生高亲和力抗体。

（5）Ig 的类别转换

1）可变区相同而 Ig 类别发生变化的过程称为 Ig 的类别转换或同种型转换。类别转换的机制是 Ig 的 C 区基因发生重排，其 V 区基因并未改变，故抗原特异性不变。

2）Ig 的类别转换在抗原诱导下发生，Th 细胞分泌的细胞因子可直接调节 Ig 转换的类别。

（6）浆细胞（抗体形成细胞）的形成：浆细胞是 B 细胞分化的终末细胞。能分泌大量抗体，但已不能与抗原起反应，也失去与 Th 细胞相互作用的能力。

（7）记忆 B 细胞的产生：生发中心内存活的 B 细胞一部分分化成为记忆 B 细胞，再次与同一抗原相遇时可迅速活化产生抗体，在再次免疫中发挥作用。

二、B 细胞对 TI 抗原（T 细胞非依赖性抗原）的免疫应答

B 细胞对 TI-1 抗原的应答

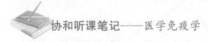

（1）TI-1 抗原除（B 细胞丝裂原）与 BCR 结合，能引起 B 细胞的增殖和分化。

高浓度 TI-1 抗原经丝裂原受体与 B 细胞结合能诱导多克隆 B 细胞增殖和分化；低浓度则能激活抗原特异性 B 细胞。

机体对 TI-1 抗原刺激所产生的应答发生较早，但 TI-1 抗原单独作用不足以诱导 Ig 类别转换、抗体亲和力成熟及记忆 B 细胞形成。

（2）B 细胞对 T1-2 抗原的应答：TI-2 抗原多为细菌胞壁与荚膜多糖，具有多个重复的表位。对 TI-2 抗原发生应答的主要是 B1 细胞。婴幼儿易感染含 TI-2 抗原的病原体。

抗原表位密度在 TI-2 抗原激活 B 细胞中起决定作用：密度太低，mIg 交联的程度不足于激活 B1 细胞；密度太高，则导致 B1 细胞无能。

B 细胞针对此类 TI-2 抗原所产生的抗体，可发挥调理作用，促进吞噬细胞对病原体的吞噬，有利于巨噬细胞将抗原提呈给 T 细胞。

（3）B 细胞对 TD 抗原和 TI 抗原的应答的不同：见表 13-1。

表 13-1　TD 抗原和 TI 抗原的异同

比较项目	TD 抗原	TI-1 抗原	TI-2 抗原
诱导婴幼儿抗体应答	+	+	−
刺激无胸腺小鼠产生抗体	+	+	+
无 T 细胞条件下的抗体应答	−	+	−
T 细胞辅助	+		
多克隆 B 细胞激活	−	+	−
对重复序列的需要	−	−	+

续 表

比较项目	TD 抗原	TI-1 抗原	TI-2 抗原
举例	白喉毒素、PPD、病毒血凝素	细菌多糖、多聚蛋白、LPS	肺炎球菌荚膜多糖、沙门菌多聚鞭毛

三、体液免疫应答的一般规律

1. 初次应答

（1）在初次接受抗原刺激时，机体发生初次应答。

（2）潜伏期 → 对数期（血清抗体增长快） → 平台期（血清维持在较高浓度） → 下降期

（3）特定抗原首次刺激机体，必须经过一定的潜伏期才能在血液中出现抗体，并且抗体的浓度很低，维持时间短，浓度会迅速下降。初次应答产生的抗体以 IgM 为主。

2. 二次应答

（1）同一抗原再次侵入机体，由于初次应答后免疫记忆细胞的存在，机体可迅速产生高效、特异的再次应答。

（2）二次应答特点：潜伏期短、快速到达平台期，抗体滴度高、抗体维持时间长、诱发应答所需抗原剂量小、抗体以 IgG 为主（初次应答与二次应答比较见表 13-2）。

表 13-2 初次应答与二次应答比较

	潜伏期	类别	效价	亲和力	持续时间
初次	长	IgM	低	低	短
再次	短	1gG	高	高	长

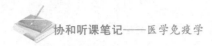

 历年真题

1. 免疫应答的基本过程包括
   A. 识别、活化、效应 3 个阶段
   B. 识别、活化、排斥 3 个阶段
   C. 识别、活化、反应 3 个阶段
   D. 识别、活化、增殖 3 个阶段
   E. 识别、活化、应答 3 个阶段

2. 在免疫应答过程中，巨噬细胞的作用是
   A. 产生抗体
   B. 表达 TCR
   C. 产生细胞因子
   D. 表达 CD3 分子

   E. 发生基因重排

3. 下列关于免疫应答的叙述，错误的是
   A. 需经抗原诱导产生
   B. 分为体液和细胞免疫应答 2 种类型
   C. 其结局总是对机体有益的
   D. 有多种细胞及分子参与
   E. 在外周免疫器官中发生

参考答案：1. A 2. C 3. C

第十四章　固有免疫系统及其介导的应答

核心问题

1. 固有免疫系统的组成、主要作用，以及免疫应答的作用时相和特点。
2. 固有免疫细胞及其主要作用。

内容精要

固有免疫屏障系统主要由皮肤黏膜及体内屏障组成；固有免疫细胞包括经典固有免疫细胞、固有淋巴样细胞和固有淋巴细胞。NK 细胞可直接杀伤肿瘤和病毒感染等靶细胞。中性粒细胞、嗜酸性粒细胞和肥大细胞参与抗感染免疫和过敏性炎症反应。固有淋巴样细胞、NKT 细胞、γδT 细胞和 B1 细胞亦是执行固有免疫作用的主要细胞。固有免疫分子主要包括补体系统和细胞因子。固有免疫应答有 3 个作用时相。

一、固有免疫系统概述

1. 定义

（1）固有免疫系统：是生物体在长期进化过程中逐渐形成的天然免疫防御体系，主要由组织屏障、固有免疫细胞和固有免疫分子组成。

（2）固有免疫应答：是指固有免疫细胞和分子在识别病原体及其产物或体内凋亡、畸变细胞等"非己"抗原性异物后，迅速活化并有效吞噬、杀伤、清除病原体或体内"非己"物质，产生非特异性免疫的过程，又称非特异性免疫应答。

2. 组织屏障及其主要作用

（1）皮肤黏膜屏障

1）物理屏障：皮肤和黏膜组织，具有机械屏障作用，可有效阻挡病原体入侵。

2）化学屏障：皮脂腺、汗液、胃液、唾液和泪液，其含有杀菌物质。

3）微生物屏障：正常菌群竞争吸收营养物质和分泌杀菌物质等抵御病原体感染。

（2）体内屏障

1）血脑屏障：由软脑膜、脉络丛毛细血管壁及壁外的星形胶质细胞组成，细胞间连接紧密，可阻挡病原体及其他大分子物质从血液透入脑组织或脑室。

2）血胎屏障：母体子宫内膜的基蜕膜和胎儿的绒毛膜滋养层细胞共同构成，可防止母体内病原体和有害物质进入胎儿体内。

3. 固有免疫细胞表达的模式识别受体及其识别结合的相关配体

（1）模式识别受体（pattern recognition receptor，PRR）：是指存在于固有免疫细胞表面、胞内器室膜上和血清中的一类能够直接识别病原体及其产物或宿主凋亡细胞和衰老损伤细胞表面某些共有特定分子结构的受体。

（2）病原体相关模式分子（pathogen associated molecular pattern，PAMP）：是指某些病原体或其产物所共有的高度保守，且对病原体生存和致病性不可或缺的特定分子结构。可被 PRR

识别结合的配体分子。

常见有甘露糖、脂蛋白、LPS、磷壁酸、肽聚糖等。

（3）模式识别受体分类：根据模式识别受体（PRR）的分布，可将其分为胞膜型 PRR、内体膜型 PRR、胞质型 PRR 和分泌型 PRR。Toll 样受体（TLR）表达于固有免疫细胞胞膜和内体膜上，分为胞膜型 TLR 和内体膜型 TLR。

1）胞膜型 PRR：信号转导型 PRR。①甘露糖受体（MR）：内吞型 PRR，可识别细胞壁糖蛋白/糖脂分子末端的甘露糖和岩藻糖残基。②清道夫受体（SR）：内吞型 PRR，可识别结合 G^- 菌脂多糖、G^+ 菌脂磷壁酸、衰老/凋亡细胞磷脂酰丝氨酸等相关配体。③胞膜型 Toll 样受体：信号转导型 PRR，可识别结合 G^+ 菌肽聚糖/脂磷壁酸、G^- 菌脂多糖、分枝杆菌、支原体的脂蛋白/脂肽、真菌酵母多糖等。

2）内体膜型 PRR：信号转导型 PRR，可识别结合病毒双链 RNA（dsRNA）、单链 RNA（ssRNA）和病毒/细菌非甲基化 CpG DNA 基序。主要包括 TLR3、TLR7、TLR8 和 TR9 同源二聚体。

3）胞质型 PRR：信号转导型 PRR。①NOD 样受体（NLR）：包括 NOD1 和 NOD2，其可分别识别结合 G^- 菌细胞壁成分内消旋二氨基庚二酸和细菌胞壁酰二肽。②RIG 样受体（RLR）：可直接识别结合病毒双链 RNA。

4）分泌型 PRR：是机体被病原体感染或组织细胞损伤时血浆浓度急剧升高的一类急性期蛋白，主要包括脂多糖结合蛋白（LBP）、C 反应蛋白（CRP）和甘露糖结合凝集素（MBL）。

4. 固有免疫分子及其作用

（1）补体系统

1）C3b、C4b 具有趋化和致炎作用，可促进吞噬细胞对病原体和抗原-抗体复合物的清除。

2）过敏毒素 C3a/C5a 能与相应受体（C3aR/C5aR）结合，

靶细胞脱颗粒释放组胺和产生白三烯等生物活性介质引发过敏性炎症反应。

3）C5a可将中性粒细胞趋化到感染部位，并活化，有效发挥抗感染免疫作用。

4）补体C5b6789形成的攻膜复合物（MAC）可使病原体或肿瘤等靶细胞溶解破坏。

（2）细胞因子：①IFN-α/β可诱导组织细胞产生抗病毒蛋白，抑制病毒复制或扩散。②IFN-γ、IL-12和GM-CSF可激活巨噬细胞和NK细胞，有效杀伤肿瘤和病毒感染的靶细胞。③IL-1、IL-6和TNF-α/β等促炎细胞因子和IL-10、TGF-β等抗炎细胞因子可调节炎症反应。④CXCL8（IL-8）、CCL2（MCP-1）、CCL3（MIP-1α）等趋化因子可募集/活化吞噬细胞，增强机体抗感染免疫应答能力。⑤IFN-γ或IL-4可分别诱导初始T细胞向Th1或Th2细胞分化，参与适应性细胞和体液免疫应答。⑥IL-17可刺激黏膜上皮细胞或角质形成细胞分泌防御素等抗菌物质，增强黏膜或皮肤抗感染免疫作用。

（3）其他抗菌物质

1）抗菌肽：是一种小分子碱性多肽。其中α-防御素能使病原体裂解破坏；可诱导其产生自溶酶使病原体溶解破坏；也可抑制病毒复制。

2）溶菌酶：是一种不耐热的碱性蛋白质，能够破坏G^+菌细胞壁的肽聚糖，使菌细胞溶解破坏。

3）乙型溶素：是血清中一种对热较稳定的碱性多肽，可作用于G^+菌的细胞膜。

二、固有免疫细胞及其主要作用

（一）经典固有免疫细胞

1. 单核细胞

（1）分布

1）血液中：单核细胞。

2）组织器官中：巨噬细胞。

（2）单核细胞在单核细胞趋化蛋白-1（MCP-1）等趋化因子作用下迁移至全身组织器官，分化发育为巨噬细胞。

（3）单核细胞分类：①1型巨噬细胞（M1）又称经典活化的巨噬细胞，其富含溶酶体颗粒，可杀伤清除病原体，可介导免疫炎症反应。②2型巨噬细胞（M2）又称旁路活化的巨噬细胞，可介导产生抑炎作用和参与损伤组织的修复和纤维化。

2. 巨噬细胞

（1）组成（由定居和游走两类细胞组成）：①定居不同组织中有不同的命名，如肝脏中的库普弗细胞、中枢神经系统中的小胶质细胞、骨组织中的破骨细胞等。②游走巨噬细胞广泛分布于结缔组织中，具有变形能力及识别吞噬和杀伤清除病原体等抗原性异物的能力；作为专职抗原提呈细胞，可引发适应性免疫应答。

（2）巨噬细胞表面受体/分子：巨噬细胞表达多种模式识别受体、调理性受体、趋化/活化相关的细胞因子受体、抗原加工提呈和诱导产生共刺激信号的相关分子及特征性表面标志CD14分子。

1）模式识别受体：①主要包括甘露糖受体、清道夫受体和Toll样受体。②甘露糖受体和清道夫受体可通过与细菌或真菌表面甘露糖/岩藻糖残基和对细菌脂多糖/脂磷壁酸或凋亡细胞表面磷脂酰丝氨酸的识别结合，介导巨噬细胞有效吞噬、杀伤、清除病原菌或体内凋亡组织细胞。

2）调理性受体：主要包括IgGFc受体（FcγR）和补体C3b/C4b受体（C3bR/C4bR），巨噬细胞可通过病原体-抗体-FcγR 或病原体-C3b/C4b-C3bR/C4bR 结合方式，介导产生促进吞噬和活化效应的特异性或非特异性调理作用。

3）趋化和活化相关的细胞因子受体：在趋化/活化性细胞因子作用下，游走巨噬细胞可被趋化募集到感染炎症部位并使其活化，有效杀伤病原体和产生一系列细胞因子发挥抗感染和免疫调节作用。

4）抗原加工提呈和诱导产生共刺激信号的分子：巨噬细胞作为专职 APC，可通过表达 MHC Ⅱ/Ⅰ 类分子参与外源/内源性抗原的加工和提呈；可通过表达 CD80/CD86（B7-1/B7-2）和 CD40 等共刺激分子诱导 T 细胞产生共刺激信号。

（3）巨噬细胞的主要生物学功能

1）吞噬杀伤病原体：①巨噬细胞可通过内吞作用、非受体介导的巨胞饮作用，将病原体等抗原性异物摄入胞内。②巨胞饮是指巨噬细胞和树突状细胞在某些因素刺激下，从胞膜皱褶部位向外伸展将大量细胞外液包裹形成较大巨胞饮体的过程。③巨噬细胞通过氧依赖性杀菌和氧非依赖杀菌系统 2 种系统杀伤破坏摄取的病原体。④氧依赖性杀菌系统包括反应性氧中间物（ROI）和反应性氮中间物（RNI）杀菌系统。⑤反应性氧中间物是指在吞噬作用下，细胞膜上还原型辅酶Ⅰ/Ⅱ及分子氧活化，生成超氧阴离子、游离羟基、过氧化氢和单态氧发挥杀菌作用。⑥反应性氮中间物是指巨噬细胞活化后产生的诱导型一氧化氮合酶，在还原型辅酶Ⅱ或四氢生物蝶呤存在条件下，催化 L-精氨酸与氧分子反应生成一氧化氮（NO）发挥杀菌和细胞毒作用。⑦氧非依赖杀菌系统包括胞内乳酸累积对病原体的抑杀作用、溶酶体内溶菌酶破坏细菌肽聚糖产生的杀菌作用、α-防御素等抗菌肽对病原体的裂解破坏作用。

2）杀伤胞内寄生菌和肿瘤等靶细胞：静息巨噬细胞需要与

Th 细胞相互作用或被细菌脂多糖、IFN-γ、GM-CSF 等细胞因子激活后，才可有效杀伤胞内寄生菌和某些肿瘤细胞。

巨噬细胞表面具有 IgG Fc 受体，也可通过抗体依赖细胞介导的细胞毒作用（ADCC）杀伤肿瘤和病毒感染的靶细胞。

3）参与炎症反应：感染部位产生的趋化因子和细胞因子可募集并活化巨噬细胞；活化的巨噬细胞又可通过合成分泌等趋化因子及 IL-1、IL-6、TNF-α 等促炎细胞因子或其他炎性介质，参与和促进炎症反应。

4）加工提呈抗原启动适应性免疫应答（巨噬细胞是专职抗原处理及提呈细胞）：巨噬细胞可将摄入的外源性抗原加工为具有免疫原性的小分子肽段，并以抗原肽–MHC Ⅱ 类分子复合物的形式表达于细胞表面，供抗原特异性 CD4+Th 细胞识别引发适应性免疫应答。

巨噬细胞可将外源性抗原加工产物以抗原肽–MHC Ⅰ 类分子复合物形式表达于细胞表面，供相应 CD8+CTL 识别使其活化发挥细胞毒作用。

5）免疫调节作用：巨噬细胞通过合成分泌 IL-12，主要作用：①诱导 CD4+ 初始 T 细胞增殖分化为 CD4+Th1 细胞。②使 NK 细胞活化，增强其抗肿瘤/抗病毒作用。

2 型巨噬细胞通过合成分泌 IL-10，主要作用：①使抗原提呈细胞表面 MHC 分子和 CD80/86 等共刺激分子表达下调，对适应性免疫应答产生抑制作用。②抑制 NK 细胞活化，降低其抗肿瘤/抗病毒作用。

3. 树突状细胞（DC）

（1）经典树突状细胞（cDC）：未成熟经典 DC 高表达 Toll 样受体、调理性受体和趋化因子受体，而低表达 MHC Ⅱ 类分子和共刺激分子。

成熟 DC 可分泌对初始 T 细胞具有趋化作用的 CCL18，同时高表达 MHC Ⅱ类分子和共刺激分子，可有效提呈抗原激活初始 T 细胞启动适应性免疫应答。

（2）浆细胞样树突状细胞（pDC）：可通过识别病毒 ssRNA 或细菌/病毒 CpG DNA 从而产生大量 Ⅰ型干扰素（IFN-α/β）。

（3）滤泡树突状细胞（FDC）：没有抗原加工提呈作用。

1）FDC 高表达 Toll 样受体（TLR2、TLR4）、IgGFc 受体、C3b/C3d 受体，可有效识别捕获细菌及其裂解产物、抗原-抗体复合物、抗原-补体复合物、抗原-抗体-补体复合物，并以免疫复合物包被小体形式长期滞留浓缩于细胞表面。

2）合成分泌 B 淋巴细胞趋化因子（BLC），即 CXCL13 而使表面具有相应受体 CXCR5 的 B 细胞趋化募集到 FDC 周围，有效识别摄取、加工提呈抗原启动适应性体液免疫应答。

4. 粒细胞　粒细胞参与炎症或过敏性炎症反应，主要分布于血液和黏膜结缔组织中。

（1）中性粒细胞：中性粒细胞产生速率高，但存活期短。其表面可从血液中招募到感染炎症部位发挥作用。其胞质颗粒中含有髓过氧化物酶（MPO）、酸性磷酸酶、碱性磷酸酶等杀菌物质，可通过氧依赖和氧非依赖杀伤系统杀伤病原体；可通过 MPO 与过氧化氢和氯化物组成的 MPO 杀菌系统杀伤病原体。

中性粒细胞表达甘露糖受体、清道夫受体、TLR4、IgGFcR 和 C3bR/C4bR。

（2）嗜酸性粒细胞：主要作用：①脱颗粒释放主要碱性蛋白、阳离子蛋白和过氧化物酶毒杀寄生虫。②合成分泌白三烯（LTs）、PAF 及趋化因子 CX-CL8 等细胞因子，参与和促进局部炎症或过敏性炎症反应。

（3）嗜碱性粒细胞：可被 CCL11 等相关趋化因子从血液中招募到炎症或过敏性炎症反应部位发挥作用。嗜碱性粒细胞能与变应原特异性 IgE 抗体结合而被致敏。

变应原与致敏嗜碱性粒细胞表面 IgE 抗体"桥联"结合后，可释放组胺和酶类物质，分泌前列腺素 D2 等脂类介质及 IL-4、IL-13 等细胞因子，参与和促进局部过敏性炎症反应。

5. 肥大细胞　在病原体感染或变应原侵入部位黏膜上皮或血管内皮细胞产生的 CCL11 等趋化因子，过敏毒素 C3a/C5a 或相关 PAMP 作用刺激下：①肥大细胞被招募到病原体感染部位并使之活化，通过合成分泌趋化因子 CCL3（MIP-1α）、PAF 等脂类介质和 TNF-α 等细胞因子参与和促进局部炎症反应。②肥大细胞被招募到变应原入侵部位，通过表面 FcεR I 与变应原特异性 IgE 抗体结合而处于致敏状态。

（二）固有淋巴样细胞（其活化不依赖于对抗原的识别）

淋巴细胞可被感染部位组织细胞产生的某些细胞因子或被某些病毒感染/肿瘤靶细胞表面相关配体激活；通过分泌细胞因子参与抗感染免疫和过敏性炎症反应，也通过释放一系列细胞毒性介质使相关靶细胞裂解破坏。

固有淋巴样细胞包括 ILC1、ILC2、ILC3 三个亚群及自然杀伤细胞。

1. ILC1 亚群　通过表面活化相关受体，接受胞内寄生菌感染的巨噬细胞或病毒感染的树突状细胞产生的 IL-12、IL-18 刺激而被激活，并通过分泌 IFN-γ 等 Th1 型细胞因子诱导巨噬细胞活化，有效杀伤胞内感染的病原菌或参与肠道炎症反应。

2. ILC2 亚群　可通过表面活化相关受体接受寄生虫感染或过敏性炎症部位上皮细胞分泌的胸腺基质淋巴细胞生成素（TSLP）、IL-25、IL-33 刺激而被激活，并通过分泌 CCL11 等趋化因子和 IL-4、IL-5、IL-9、IL-13 等 Th2 型细胞因子招募活化嗜酸性粒细胞和肥大细胞，参与抗胞外寄生虫感染或过敏性炎症反应。

3. ILC3 亚群　可通过表面活化相关受体接受胞外病原菌感

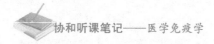

染的巨噬细胞或树突状细胞产生的 IL-1β、IL-23 刺激而被激活，并通过分泌 IL-22、IL-17 参与抗胞外细菌/真菌感染或肠道炎症反应。

4. 自然杀伤细胞（NK） 广泛存在于血液、外周淋巴组织、肝、脾等脏器中。

NK 细胞可表达一系列与其活化和抑制相关的调节性受体，通过调节性受体对机体"自身"与"非己"成分的识别，选择性杀伤病毒感染或肿瘤等靶细胞。

NK 细胞也可通过 ADCC 效应杀伤病毒感染或肿瘤靶细胞。

NK 细胞可被招募到肿瘤或病原体感染部位，在局部微环境中，IL-12 和 IL-18 等细胞因子协同作用下活化，合成分泌大量 IFN-γ 发挥抗感染和免疫调节作用；还可通过产生 CCL3（MIP-1α）、CCL4（MIP-1β）等趋化因子和 GM-CSF 招募单核/巨噬细胞，并使巨噬细胞活化增强机体抗感染免疫作用。

（1）NK 细胞表面的杀伤活化受体和杀伤抑制受体：NK 细胞表面具有 2 类调节性受体：①受体与靶细胞表面相应配体结合后可激发 NK 细胞产生杀伤作用，称为活化性杀伤细胞受体（AKR），简称杀伤活化受体。②受体与靶细胞表面相应配体结合可抑制 NK 细胞产生杀伤作用，称为抑制性杀伤细胞受体（IKR），简称杀伤抑制受体。

1）NK 细胞表面识别 MHC I 类分子的调节性受体：杀伤细胞免疫球蛋白样受体（KIR）其胞外区含有 2 个或 3 个能与 MHC I 类分子结合的 Ig 样结构域：①胞质区含 KIR2DL 和 KIR3DL，是 NK 细胞表面的杀伤抑制受体。②KIR2DS 或 KIR3DS 与 DAP-12 结合组成的复合体是 NK 细胞表面的杀伤活化受体。

杀伤细胞凝集素样受体（KLR）是由 C 型凝集素家族成员

CD94 分别与 C 型凝集素 NKG2 家族不同成员，通过二硫键共价结合组成的异二聚体。KLR 中胞质区氨基酸序列较长/内含 ITIM 基序的 NKG2A 与 CD94 组成的 CD94/NKG2A 异二聚体是 NK 细胞表面的杀伤抑制受体；CD94/NKG2C 异二聚体与 DAP-12 结合组成的复合体是 NK 细胞表面的杀伤活化受体。

2）NK 细胞表面识别非 MHC Ⅰ 类配体分子的杀伤活化受体：NKG2D 同源二聚体和自然细胞毒性受体（NCR），杀伤活化受体识别结合的配体通常是在某些肿瘤和病毒感染细胞表面异常表达或高表达，而在正常组织细胞表面缺失或表达低下的膜分子。NK 细胞通过此类杀伤活化受体可选择性攻击杀伤某些肿瘤和病毒感染的靶细胞。NKG2D 是以同源二聚体形式表达的杀伤活化受体。

NKG2D 胞质区不含 ITAM，但它们能与胞质区内含传递活化信号基序（YxxM）的 DAP-10 同源二聚体结合而获得转导活化信号的能力。MHC Ⅰ 类链相关 A/B 分子（MIC A/B）是人类 NKG2D 同源二聚体识别结合的配体。

主治语录：MICA/B 在乳腺癌、卵巢癌、结肠癌、胃癌、肺癌等上皮来源的肿瘤细胞表面异常表达或高表达，因此 NK 细胞可通过表面 NKG2D 同源二聚体识别攻击杀伤来源于上皮的肿瘤细胞。

自然细胞毒性受体（NCR）是人类 NK 细胞表面杀伤活化受体。

NKp30 和 NKp46 表达于所有 NK 细胞（成熟/未成熟/静息/活化 NK 细胞）表面，可作为 NK 细胞的特征性标志；NKp44 仅表达于活化 NK 细胞表面，是活化 NK 细胞的特征性标志。

上述 NCR 胞质区不含 ITAM，其中 NKp30 和 NKp46 能与胞质区内含 ITAM 的 CD3-K 非共价结合而获得转导活化信号的能力；NKp44 能与胞质区内含 ITAM 的 DAP-12 同源二聚体非共价结合而获得转导活化信号的能力。

（2）NK 细胞对肿瘤或病毒感染靶细胞的识别和杀伤机制：通常杀伤活化受体和杀伤抑制受体共表达于 NK 细胞表面，二者均可识别结合表达于自身组织细胞表面的 MHC Ⅰ 类分子。

在病毒感染或细胞癌变时，NK 细胞通过"迷失自己"和"诱导自己"识别模式而被激活，并通过脱颗粒释放穿孔素、颗粒酶、TNF-α 和表达 FasL 等作用方式杀伤病毒感染或肿瘤靶细胞。

（三）固有淋巴细胞（ILLs）

固有淋巴细胞主要包括 NKT 细胞、γδT 细胞、B1 细胞，其表面抗原识别受体为有限多样性抗原识别受体。

1. 自然杀伤 T 细胞（NKT） NKT 细胞在胸腺或胚肝分化发育，主要分布于骨髓、胸腺、肝脏，在脾脏、淋巴结、外周血中也有少量存在。

NKT 细胞直接识别某些病原体感染或肿瘤靶细胞表面 CD1 提呈的磷脂和糖脂类抗原而被激活迅速产生应答；也可被 IL-12 和 IFN-γ 等细胞因子激活迅速产生应答。

活化 NKT 细胞可通过分泌穿孔素/颗粒酶或 Fas/FasL 途径杀伤病原体感染或肿瘤靶细胞；也可通过分泌 IL-4 或 IFN-γ 分别诱导初始 T 细胞向 Th2 或 Th1 细胞分化，参与适应性体液或细胞免疫应答。

2. γδT 细胞 在胸腺中分化发育成熟，主要分布于肠道、呼吸道、泌尿生殖道等黏膜和皮下组织，是皮肤黏膜局部参与早期抗感染和抗肿瘤免疫的主要效应细胞。

γδT 细胞直接识别结合：①某些肿瘤细胞表面的 MIC A/B 分子。②某些病毒蛋白或感染细胞表面的病毒蛋白。③感染细胞表达的热休克蛋白。④感染或肿瘤细胞表面 CD1 分子提呈的磷脂或糖脂类抗原而被激活。

活化 γδT 细胞可通过释放穿孔素、颗粒酶或 FasL 等方式杀伤病毒感染或肿瘤靶细胞，也可通过分泌 IL-17、IFN-γ 和 TNF-α 等细胞因子介导炎症反应或参与免疫调节。

3. B1 细胞　具有自我更新能力的 $CD5^+$、$mIgM^+$ B 细胞，主要分布于胸膜腔、腹膜腔和肠道固有层中。

B1 细胞可直接识别结合某些病原体或变性自身成分所共有的抗原表位分子，迅速活化产生体液免疫应答。

B1 细胞识别的抗原主要包括：①某些细菌表面共有的多糖类 TI 抗原。②某些变性的自身抗原。

B1 细胞介导的体液免疫应答具有以下特点：①接受刺激后，48 小时内可产生以 IgM 为主的低亲和力抗体。②增殖分化过程中不发生 Ig 类别转换。③无免疫记忆。

三、固有免疫应答的作用时相和作用特点

1. 固有免疫应答的作用时相　见表 14-1。

表 14-1　固有免疫应答的作用时相

时　相	时　间	作用特点
即刻固有免疫应答阶段	感染后的 0～4 小时之内	①皮肤黏膜屏障作用。②某些病原体可激活补体旁路途径介导产生抗感染免疫作用。③病原体刺激感染部位可募集活化中性粒细胞，吞噬杀伤病原体。④活化中性粒细胞和病原体刺激角质细胞释放趋化因子，可直接抑杀某些病原体或趋化募集单核/巨噬细胞和朗格汉斯细胞

续 表

时 相	时 间	作用特点
早期诱导固有免疫应答阶段	感染后 4 ~ 96 小时之内	①感染部位上皮/角质细胞产生促炎细胞因子作用下，周围组织中的巨噬细胞和肥大细胞被招募至感染炎症部位并使之活化。②在炎性介质作用下，血管扩张和通透性增强，因而大量单核细胞、中性粒细胞进入感染部位，发挥抗感染免疫作用。其中活化巨噬细胞对胞内病原菌具有更强的杀伤破坏作用。③病毒感染细胞或活化巨噬细胞可诱导 NK 细胞活化，增强其对病毒感染或肿瘤等靶细胞的杀伤破坏；活化 NK 细胞产生的 IFN-γ 诱导巨噬细胞活化，增强其对胞内病原菌的杀伤作用。④促炎细胞因子刺激肝细胞后可产生甘露聚糖，其结合凝集素能与某些病原体结合，导致补体的凝集素途径活化产生抗感染免疫作用。⑤NKT 细胞和 γδT 细胞可通过表面有限多样性抗原受体识别某些病毒感染或肿瘤靶细胞表面相关特定表位而被激活，并通过释放穿孔素、颗粒酶、TNF-β 或表达 FasL 等作用方式杀伤破坏病毒感染或肿瘤靶细胞。⑥B1 细胞接受细菌多糖抗原刺激后 48 小时内，可产生以 IgM 为主的抗菌抗体
适应性免疫应答启动阶段	感染 96 小时后	接受病原体等抗原性异物刺激的未成熟 DC 迁移到外周免疫器官，发育成熟为并指状 DC。成熟 DC 高表达抗原肽 - MHC 分子复合物和 CD80/86 等共刺激分子，可有效激活初始 T 细胞，启动适应性细胞免疫应答

主治语录： 中性粒细胞是机体抗胞外病原体感染的主要效应细胞，通常绝大多数病原体感染终止于即刻固有免疫应答阶段。

2. 固有免疫应答的作用特点　固有免疫细胞与适应性免疫细胞相比，具有以下主要特点。

（1）固有免疫应答通过模式识别受体或有限多样性抗原识别受体，直接识别病原体及其产物、病毒感染或肿瘤靶细胞、损伤或凋亡细胞表面某些共有特定模式或表位分子而被激活产生应答。

（2）固有免疫细胞可通过趋化募集，即"集中优势兵力"之方式迅速发挥免疫效应。

（3）固有免疫细胞参与适应性免疫应答全过程，可通过产生不同种类的细胞因子影响适应性免疫应答的类型。

（4）固有免疫应答维持时间较短，也不会发生再次应答。

 历年真题

模式识别受体中属内体膜型 PRR
　的是
　　A. 甘露糖受体
　　B. 清道夫受体
　　C. NOD 样受体

D. TLR7 同源二聚体
E. TLR5 同源二聚体

参考答案：D

第十五章 黏膜免疫

核心问题

1. 黏膜免疫系统的组成、黏膜免疫系统细胞的组成及功能。

2. 黏膜免疫耐受的形成，黏膜相关炎症性疾病。

内容精要

人体巨大的黏膜表面及黏膜下存在多种淋巴细胞亚群集合，其分布、组成、功能和效应机制各异，且与外周淋巴器官不同，所诱导的抗原特异性免疫应答（黏膜 SIgA 和黏膜细胞免疫）称为黏膜免疫，是机体抵抗黏膜局部感染的第一道防线。肠道黏膜免疫系统由肠上皮细胞、M 细胞、固有层散在的 T 细胞、B 细胞和 DC 等，以及黏膜正常栖息的"共生菌群"等组成。肠道 DC 摄取食物或正常菌群抗原，诱导特异性 Treg。肠道免疫耐受的打破与炎性肠病的发生密切相关。

一、黏膜免疫系统的组成

1. 黏膜免疫系统的组织结构

（1）黏膜系统：黏膜免疫系统由覆盖于黏膜系统内表面的黏膜上皮组织、黏膜相关淋巴组织（MALT）、肠上皮细胞和免

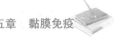

疫细胞及其产生的分子或分泌物，以及黏膜正常栖息微生物群或"共生菌群"构成。其包括胃肠道、呼吸道、泌尿生殖道及与之相关联的外分泌腺。

（2）功能：清除通过黏膜表面入侵机体的病原微生物，是局部特异性免疫应答的主要场所。

2. 黏膜组织屏障

（1）黏膜上皮组织具有阻止微生物附着于上皮的作用。

（2）上皮细胞可分泌多种抗菌肽，位于小肠隐窝区基底部的潘氏细胞可分泌隐窝素和防御素。

（3）肺组织细胞也可分泌防御素和具有促进吞噬作用的表面活性蛋白。

（4）防御素可通过穿透细菌胞膜使其裂解。防御素还能通过与易感细胞的病毒受体结合阻断病毒的吸附与感染。

（5）肠上皮细胞间形成紧密连接，能阻止直径大于 $0.6 \sim 1.2nm$ 的肠腔内抗原物质的进入。

（6）胃内酸性环境是抵御病原微生物感染的有效化学屏障。

（7）肠蠕动和呼吸道上皮纤毛运动也可清除病原微生物。

3. 黏膜相关淋巴组织（MALT）　包括位于肠道的肠相关淋巴组织（GALT）、鼻咽相关淋巴组织（NALT）和支气管相关淋巴组织（BALT）。

（1）GALT 包括位于小肠壁的派尔集合淋巴结（PP）、散在于整个肠道的独立淋巴滤泡、阑尾和韦氏环。

（2）PP 是启动肠道免疫应答的极为重要的部位。PP 的上皮层下的区域富含 DC、T 细胞及 B 细胞滤泡。

（3）肠系膜淋巴结是体内最大的淋巴结群。PP、独立淋巴滤泡及肠系膜淋巴结是肠黏膜免疫细胞识别抗原和活化的主要部位，被称为黏膜免疫应答的"诱导部位"。

4. 肠道共生菌群

（1）共生菌群是正常情况下健康的肠道存在着大量的非致病菌，机体不产生针对这些菌群的有害免疫应答。

（2）肠道共生菌作用：①辅助营养物质的摄取、代谢和毒素降解。②维持上皮组织屏障。③通过与致病菌竞争空间及养料、产生抗微生物物质。④抑制有利于病原菌入侵的上皮组织炎性反应等来保证肠道微环境的稳定。⑤调控免疫细胞分化。

二、黏膜免疫系统的细胞及功能

1. 黏膜上皮组织及其固有免疫功能

（1）肠细胞：转吞作用是指肠黏膜上皮细胞可摄取肠腔内分子和颗粒，将其以囊泡形式转运到细胞基底面，或将细胞基底面的蛋白分子转运到肠腔的过程。多聚 Ig 受体和 IgG Fc 受体参与介导转吞作用。

作用：转吞作用、固有免疫效应、分泌多种细胞因子及抗原提呈。

（2）微皱褶细胞（M 细胞）

1）M 细胞是指滤泡相关上皮中含有少数特化的、对抗原具有胞吞转运作用的上皮细胞。

2）M 细胞可将肠腔内的蛋白质及颗粒物等抗原物质内吞并转送至派尔集合淋巴结（PP）。

3）M 细胞可为肠黏膜 T 细胞、B 细胞转运抗原物质，促使诱导特异性免疫应答。

2. 黏膜淋巴细胞及适应性免疫

（1）黏膜上皮淋巴细胞：上皮内淋巴细胞（IEL）参与维持黏膜上皮组织稳态和局部的免疫平衡。肠道 IEL 具有共同的表型及功能特性：①全部是 T 细胞，主要分布在覆盖 PP 的上皮组织中。②多为 γδT 细胞。③约 80% 的 IEL 呈现 CD8 表型，但只分泌少量细胞因子。

（2）黏膜固有层淋巴细胞

1）黏膜效应 T 细胞：①固有层多见效应性 Th1 和 Th17 细胞，可在正常肠道内产生大量细胞因子。②肠道 CD4⁺T 细胞产生 IFN-γ 对控制肠道巨细胞病毒及隐孢子虫感染十分重要。③肠道存在共生菌抗原诱导的 Th17 细胞，可参与维护上皮屏障的完整性。黏膜固有层 γδT 细胞分泌 IL-17A，可影响肠道病原体的早期免疫防御。

2）黏膜调节性 T 细胞：稳态下，肠道黏膜 DC 产生的 TGF-β 及维甲酸（RA）可促使初始 T 细胞转化为抗原特异 Foxp3⁺Treg。

Treg 可抑制 Th1、Th17、γδT、IEL 等的活化及功能，对肠道炎症反应有很强的调节能力。

3）固有淋巴细胞 3（ILC3）：ILC3 主要分布于肠黏膜固有层，可产生 IL-17 和 IL-22，参与维持肠上皮组织稳态、抗感染。

4）黏膜 B 细胞：①在 GALT 中 PP 及其生发中心（GC）内分布着能产生 IgA 的 B 细胞。②共生菌或外来微生物抗原通常以依赖 T 细胞的方式诱导 PP 内 B 细胞生成 IgA⁺B 细胞。B 细胞最终分化为浆细胞，分泌 IgA 二聚体。③黏膜 DC 产生的 TGF-β 是重要的 IgA 类别转换诱导因子。

5）黏膜淋巴细胞的再循环：①位于黏膜 PP 的初始 T 和 B 细胞表达 CCR7 及 L-selectin。②受抗原刺激的 T 细胞会离开 PP，最终经血液迁移回到肠道黏膜固有层或上皮层成为效应或记忆 T 细胞和 B 细胞。③肠黏膜固有层聚集的已分化的、具有抗原特异性的效应 T 细胞及浆细胞，被称为黏膜免疫"效应部位"。

3. 黏膜组织特有的 DC　肠道黏膜 DC 分为 2 个亚群。

（1）一群表达 CD103，可产生促炎细胞因子 IL-12、TGF-β 及 RA 在诱导黏膜免疫耐受和 SIgA⁺B 细胞分化中起重要作用。

（2）另一群表达 CD11b 的 DC 在稳态下可产生 IL-10，抑制

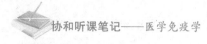

T 细胞活化并与诱导肠道 Treg 相关。

三、黏膜免疫耐受的形成

1. 黏膜免疫系统针对经口腔进入的蛋白质抗原诱导了"口服耐受"。口服耐受主要是诱导特异性 Treg 的产生。肠系膜淋巴结是诱导 Treg 产生的主要场所。

2. Treg 所产生的 TGF-β 还能诱导 B 细胞产生的 Ig 向非炎性 IgA 的类别转换，防止针对食物蛋白等的炎症反应。

四、黏膜相关炎症性疾病

炎性肠病（IBD）是一种肠道慢性炎症性疾病，其发病慢、病程长并可反复发作，且与肠癌发病相关。肠道的菌群失调是 IBD 的主要免疫病理成因。

主治语录：炎性肠病包括 Crohn 病（CD）和溃疡性结肠炎（UC）。CD 可发生在肠道的所有部位，而 UC 只局限于结肠及直肠。

历年真题

下列关于黏膜免疫的说法，错误的是

A. B 细胞在黏膜局部受抗原刺激后所产生的大量 SIgA

B. 经黏膜上皮细胞分泌至黏膜表面

C. 成为黏膜局部抵御病原微生物感染的主要机制

D. 一般情况下，上皮细胞不能合成分泌成分

E. 患者在肠道感染后可长时间出现腹泻

参考答案：D

第十六章 免疫耐受

核心问题

1. 免疫耐受的形成、机制及特点。
2. 建立免疫耐受和打破免疫耐受常用的方法。

内容精要

免疫耐受指抗原特异性的免疫无反应性。其形成的主要机制：①中枢耐受即发育中的 T 细胞、B 细胞经历阴性选择，在自身抗原刺激下，特异性克隆被诱导凋亡（克隆清除）或失活（克隆失能）。②外周耐受，即逃脱阴性选择而输出至外周的自身反应性 T 细胞、B 细胞，被免疫忽视，或克隆清除、克隆失能或失活，或受到包括 Treg 细胞在内的多种负调控机制的抑制而不被激活。免疫耐受与临床医学密切相关，既能建立耐受，也可打破免疫耐受。

一、免疫耐受的形成

1. 定义

（1）免疫耐受是指抗原特异性的免疫无反应性。免疫耐受具有高度特异性，即只对特定的抗原不应答，对其他抗原仍产生免疫应答。

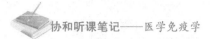

（2）耐受原是指诱导免疫形成的抗原。同一抗原物质既可是耐受原，也可是免疫原，主要取决于抗原的理化性质、剂量、进入途径、机体遗传背景和生理状态等因素。

2. 胚胎期及新生期接触抗原所致的免疫耐受

（1）胚胎期嵌合体行成中的耐受：1945 年 Owen 发现嵌合体。异卵双生小牛胎盘血管融合，出生后 1 头小牛的血液中同时存在 2 种不同血型抗原的红细胞，成为血型镶嵌体而没有出现相互排斥。

（2）抑制耐受实验：通过人工诱导证实可以使未成熟的免疫细胞对"非己"抗原产生耐受。

（3）克隆清除学说：胚胎期免疫细胞接触特定抗原后，针对该抗原的特异性细胞克隆就被清除，机体将该抗原视为自身成分，出生后不会对该抗原产生应答，即形成免疫耐受。

3. 后天接触抗原导致的免疫耐受

（1）抗原因素

1）抗原剂量：①低带耐受或高带耐受：抗原剂量太低，不能诱导免疫应答；抗原剂量太高，诱导应答细胞凋亡。②B 细胞耐受及 T 细胞耐受（表 16-1）。T 细胞、B 细胞产生耐受所需抗原剂量明显不同。T 细胞所需抗原量较 B 细胞要小 100 ~ 10 000倍，而且发生快（24 小时内达高峰），持续长（数月）。而 B 细胞形成耐受不但需要抗原量大，且发生缓慢（1~2 周），持续时间短（数周）。

表 16-1　低带耐受与高带耐受

比较项目	低带耐受	高带耐受
参与细胞	T 细胞	T 细胞、B 细胞
产生速度	快	慢

比较项目	低带耐受	高带耐受
持续时间	长	短
抗原	TD	任何抗原

2）抗原类型及剂型：蛋白单体不易被 APC 摄取，T 细胞无法辅助 B 细胞产生相应抗体；蛋白聚体则易被 APC 摄取和提呈。可溶性抗原可与佐剂联合使用，则易被 APC 摄取，并活化 APC，从而诱导正常免疫应答。

3）抗原免疫途径：口服容易引起全身免疫耐受，其次依次为静脉注射、腹腔注射、肌内注射及皮下或皮内注射最难诱导免疫耐受。

4）抗原持续存在：在无活化的 APC 提供的共刺激信号时，只被自身抗原反复刺激的 T 细胞易发生活化后凋亡，导致对自身抗原的特异耐受。

5）抗原表位特点：能诱导 Treg 细胞活化的抗原表位，称为耐受原表位。

（2）机体因素

1）年龄及发育阶段：①免疫耐受的诱导在胚胎期最易，新生期次之，而成年动物最差。成年动物产生免疫耐受比较困难，产生的免疫耐受也不持久。②未成熟的免疫细胞与成熟细胞相比更易发生免疫耐受，在免疫系统尚未发育成熟的时期（胚胎期和新生期）静脉注射外来抗原能够诱导终身耐受。③全身淋巴组织照射可破坏胸腺及外周淋巴器官中已成熟的淋巴细胞，造成类似新生期的状态，此时淋巴器官中重新生成、未发育成熟的淋巴细胞能被抗原诱导，建立持久的免疫耐受。

2）生理状态：成年个体可与免疫抑制措施联合则可诱导耐受。

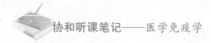

3）遗传背景：某种遗传背景的个体对特定抗原呈先天耐受。

二、免疫耐受机制

1. 中枢耐受　中枢耐受是指在胚胎期及出生后正在发育过程中的 T 细胞、B 细胞遇自身抗原所形成的耐受。主要借助克隆清除以建立对自身抗原的耐受。

（1）T 细胞中枢耐受的建立

1）克隆清除是指在 T 细胞发育后期，新产生的单阳性细胞迁入胸腺髓质区，其表达的 TCR 能与胸腺上皮细胞（TEC）或胸腺 DC 表面表达的自身抗原肽-MHC 分子复合物呈高亲和力结合，将导致细胞凋亡，致使相应的克隆被清除。

2）自身抗原有 2 类：①体内各组织细胞普遍存在的自身抗原。②只在一些特定组织表达的组织特异抗原（TSA）。

3）部分自身反应性 T 细胞与对应的自身抗原结合后可能发育成为具有免疫抑制特性的调节性 T 细胞（Treg），称作自然发生的 Treg。高强度信号易于诱导细胞凋亡，而稍低强度的信号更倾向于诱导 nTreg 产生。

4）阴性选择是正常机体建立针对自身抗原的中枢免疫耐受，当阴性选择出现错误可引起自身免疫病。

（2）B 细胞中枢耐受的建立

1）阴性选择同样存在于 B 细胞发育过程中。

2）受体编辑是指部分自身反应性 B 细胞，在受到自身抗原刺激后还可能重新启动免疫球蛋白基因重排，重排另外一个轻链基因，产生具有新 BCR 的 B 细胞克隆，不再对自身抗原产生应答的过程。

2. 外周耐受　外周耐受是指成熟的 T 细胞、B 细胞遇内、外源性抗原不产生正应答，显示免疫耐受。

（1）克隆清除（可在外周发生）：自身反应性淋巴细胞在外周遭遇自身抗原后，高水平、持续的抗原刺激导致 T 细胞被反复活化，后者随后上调 Fas 及其配体 FasL 的表达，而 Fas 结合自身或邻近细胞表达的 FasL 后将激活受体介导的细胞凋亡通路，该现象称为活化诱导的细胞凋亡。

如果高水平的自身抗原导致 B 细胞受体广泛交联，同时却缺失 T 细胞提供的辅助信号，B 细胞也将被诱导发生凋亡。

（2）免疫忽视：免疫忽视是指自身抗原表达水平很低，或与 TCR 或 BCR 亲和性较低，它将不能有效活化对应的 T 细胞或 B 细胞。

细胞有可能从免疫忽视状态转变为免疫应答状态。

（3）克隆失能或失活：在外周，自身反应性 T 细胞、B 细胞常以克隆失能或失活状态存在。

1）T 细胞克隆失能最常见的是由不成熟 DC 提呈自身抗原引起的。不成熟 DC 低表达共刺激分子，不能为 T 细胞活化提供第二信号，故 T 细胞会被诱导进入一种克隆失能状态，失能细胞易发生凋亡，而被克隆清除。

2）B 细胞针对胸腺依赖抗原的应答需要 T 细胞辅助。如果 T 细胞处于失能状态，对应的 B 细胞也不能被有效活化，从而呈现免疫无反应状态。B 细胞长期暴露于可溶性抗原时，也会成为失能 B 细胞。

（4）免疫调节细胞的作用：多种免疫调节细胞在外周耐受形成的过程中发挥作用。

1）调节性 T 细胞（Treg），包括胸腺细胞发育中自然产生的 nTreg，一般通过细胞-细胞间的直接接触发挥免疫抑制作用。

2）外周诱导产生的 iTreg，主要通过分泌 IL-10 及 TGF-β 等细胞因子发挥免疫抑制功能。

（5）免疫豁免部位的抗原在生理条件下不致免疫应答

1）将同种异体组织移植到这些部位，通常不会诱导排斥反应，移植物能长久存活。这些部位被称为免疫豁免部位，如脑及眼前房。

2）产生免疫豁免效应的原因：①生理屏障（如血脑屏障）。②局部微环境易于诱导免疫偏离，促进 Th2 型反应，而抑制 Th1 型反应。③通过表达 Fas 配体，诱导 Fas^+ 淋巴细胞凋亡。④产生 TGF-β 为主的抑制性细胞因子，或通过表达 PD-1 配体抑制 T 细胞应答。

3）若这类抗原因外伤、感染等原因释放出来，仍能诱导特异性免疫应答，使之成为自身攻击的靶点。

三、免疫耐受与临床医学

1. 免疫耐受与多种临床疾病密切相关

（1）丧失对自身抗原的生理性耐受是自身免疫病发生的根本原因。

（2）对病原体抗原和肿瘤抗原的病理性耐受则可能阻碍正常免疫防御和免疫监视功能的有效发挥，导致慢性持续性感染和肿瘤的发生发展。

2. 诱导免疫耐受

（1）口服或静脉注射抗原。

主治语录：口服免疫制剂可在肠道黏膜局部诱导特异性免疫应答，但抑制全身性应答；静脉注射可溶性蛋白抗原不引起淋巴细胞活化，常引起免疫耐受。

（2）使用变构肽配体：对 T 细胞表位肽中与 TCR 直接接触部位的氨基酸进行替换，如此仅能被 TCR 识别，但不能有效启动 TCR 下游的信号转导和激活特异性 T 细胞。

（3）阻断共刺激信号：T 细胞、B 细胞活化均需要抗原受体介导的信号和共刺激信号，通过阻断共刺激信号可成功诱导出对多种抗原的耐受。

（4）诱导免疫偏离：很多情况下，自身免疫性组织损伤是由 Th1 或 Th17 细胞介导，而 Th2 型应答具有保护作用。因此，已尝试使用一些细胞因子诱导免疫反应向 Th2 型偏离，并抑制 Th1 和 Th17 细胞分化和功能。

（5）骨髓和胸腺移植：移植骨髓及胸腺，建立或恢复免疫耐受。

（6）过继输入抑制性免疫细胞：在体外扩增调节性 T 细胞，然后再输入到受者体内，有助于自身免疫病的控制。

3. 打破免疫耐受

（1）检查点阻断：免疫负调控分子构成的免疫检查点有助于防止过度应答导致的免疫损伤。

（2）激活共刺激信号：采用共刺激分子 CD40、4-1BB、GITR、OX-40 等的激动性抗体可以增强抗原特异性的 T 细胞应答。

（3）抑制调节性 T 细胞功能：利用抗 CD25 或 CTLA-4 抗体，可以部分去除体内的 Treg 细胞，增强免疫应答。

（4）增强 DC 的功能：免疫佐剂和 TLR 配体的刺激可促进 DC 的成熟，上调细胞表面 MHC Ⅱ 类分子和共刺激分子 B7 的表达，使得耐受信号转变为激活信号。

（5）细胞因子及其抗体的合理使用：IFN-γ 能诱导 APC 上调 MHC Ⅱ 类分子，增强抗原加工及提呈能力。

IFN-γ 或其诱导的 Mφ 产生的 IL-12 可促进 Th1 应答，增强效应 CTL 产生。

GM-CSF 与其他细胞因子联合应用，既可以诱导粒/单核细胞生成，又可促使 DC 功能成熟，用于抗肿瘤免疫治疗。

肿瘤细胞常产生 TGF-β，抑制免疫应答，可用抗 TGF-β 抗

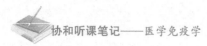

体治疗。

历年真题

1. 诱导免疫耐受形成的最佳时期是
   A. 成年期
   B. 幼年期
   C. 老年期
   D. 胚胎期
   E. 青年期

2. 一存活多年的同种异体肾移植接受者的体内虽有供体，抗原表达却未发生明显的排斥反应，

其原因可能是
   A. 受者的免疫细胞功能活跃
   B. 移植物的免疫细胞功能活跃
   C. 移植物已失去了免疫原性
   D. 受者对移植物发生了免疫耐受
   E. 移植物对受者发生了免疫耐受

参考答案：1. D　2. D

第十七章 免 疫 调 节

> **核心问题**
>
> 1. 免疫分子、免疫细胞的免疫调节作用。
> 2. 其他形式的免疫调节作用。

内容精要

免疫调节作用是在免疫应答过程中，由多种免疫分子（抗原、抗体、补体、细胞因子及膜表面分子等）、多种免疫细胞（T 细胞、B 细胞、NK 细胞、DC 细胞和巨噬细胞等）和机体多个系统（神经、内分泌和免疫系统等）共同参与、相互作用和相互制约形成的网络，以维持机体内环境的稳定。同时，免疫应答还受到遗传因素的调控。

一、免疫调节的作用

1. 定义 免疫调节是指免疫应答中免疫分子、细胞、系统与机体其他系统间相互作用，构成一个相互协调、制约的网络，使机体免疫应答能正常进行，以便维护机体内环境稳定。

2. 抗体或免疫复合物对免疫应答的调节作用

（1）免疫复合物的免疫调节作用

1）抗体与抗原形成的免疫复合物（IC）能够通过激活补体

系统进一步形成抗原-抗体-补体复合物，2 种复合物可与 FDC 表面的 Fc 受体和补体受体相互作用，持续提供抗原供 B 细胞识别，诱发免疫应答。

2）抗体负反馈调节是指抗体可对体液免疫应答产生抑制作用。

其机制包括：①抗体与抗原结合，促进吞噬细胞对抗原的吞噬，减少抗体产生。②特异性 IgG 抗体可以与 BCR 竞争性结合抗原，抑制抗原对 B 细胞的刺激与活化。③受体交联效应：IC 可以通过其抗原成分与 BCR 结合，产生抑制信号，终止 B 细胞增殖分化和产生抗体。

（2）独特型的免疫调节作用

1）独特型（抗体）主要从削弱和增强第一抗体 Ab1 的免疫应答调节机体免疫功能。

2）某些独特型与抗原表位相同或相似，无毒性，可代替一些不适于体内免疫的抗原或不易大量生产的抗原进行免疫。

3. 炎症因子分泌的反馈调节　模式识别受体（PRR）中 Toll 样受体（TLR）与病原体相关分子模式（PAMP）结合后，通过 NF-κB 和 MAP 激酶相关信号途径，引起炎症反应，清除病原体。

过量的炎症介质可能导致局部或全身性疾病时，免疫系统可调节 TLR 介导的信号，抑制炎症介质的释放，终止炎症反应。

4. 补体对免疫应答的调节作用

（1）补体活化后产生的活性片段可以通过以下途径上调免疫应答：①C3b、C4b 和 iC3b 可以结合中性粒细胞或巨噬细胞表面的相对应受体，发挥免疫调理作用，促进吞噬细胞对表面黏附相应的病原微生物进行吞噬作用。②C3d、iC3b、C3dg 以及 C3b-Ag-Ab 复合物等可以与 B 细胞表面的 CR2（CD21）结合，促进 B 细胞的活化。③APC 可以通过膜表面 CR2 与 Ag-

Ab-C3b 复合物结合，提高抗原提呈效率。

（2）一般情况下补体系统存在负反馈调节机制，可保证机体有效启用调理作用、炎症反应和介导细胞毒作用清除病原体的同时，控制补体活化的强度和持续时间，避免补体对自身组织和细胞的损伤。

5. 免疫细胞表面活化性受体和抑制性受体的免疫调节

（1）免疫细胞激活信号转导的调控

1）信号转导中两类功能相反的分子：免疫细胞活化的信号转导涉及蛋白质磷酸化。蛋白激酶可促进磷酸化；蛋白磷酸酶可促进去磷酸化。磷酸化、去磷酸化是作用相反且可以相互转化的过程。

游离于胞质中的蛋白酪氨酸激酶（PTK）和蛋白酪氨酸磷酸酶（PTP）必需被招募到胞膜内侧才能发挥作用，并聚集在受体跨膜分子附近。此过程依赖于受体或受体相关分子胞内段上的免疫受体酪氨酸激活基序（ITAM）和免疫受体酪氨酸抑制基序（ITIM）。ITAM 或 ITIM 各自招募 PTK 或 PTP 分别传递活化信号或抑制信号。

2）免疫细胞活化中两类功能相反的免疫受体：活化性受体胞内段携带 ITAM，抑制性受体分子胞内段携带 ITIM。同一个免疫细胞中有 2 种相互对立的信号转导途径：活化性受体的 ITAM→招募 PTK→通常启动激活信号的转导；抑制性受体的 ITIM→招募 PTP→通常终止激活信号的转导。

生理性反馈调节的特征是：保证正向信号能充分发挥作用，引起免疫活化并行使功能，也通过负向信号在一定时空范围使免疫应答保存适度应答强度。

（2）各种免疫细胞的抑制性受体及其反馈调节

1）共刺激分子对 T 细胞增殖的反馈调节：T 细胞的激活需要双重信号。第一信号来自 TCR 和 pMHC 的结合；第二信号来

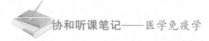

自共刺激分子与其配体的结合。共刺激分子家族成员中，有的发挥正向激活作用，有的行使负向调节功能。

免疫调节的规律：有激活就有抑制；先激活，后抑制。针对已经出现的、高强度特异性免疫应答的下调机制，有助于防止过度免疫应答，也与诱发免疫应答的抗原被逐步清除而无须高强度应答有关。

2）B 细胞通过 FcγRⅡb 受体实施对特异性体液应答的反馈调节。BCR 是 B 细胞活化性受体，介导抗原识别信号的转导。FcγRⅡb 发挥抑制作用需要与 BCR 发生交联。

参与交联的主要有 2 种成分：抗 BCR 的 IgG 抗体（又称抗抗体）和抗原-抗体复合物。抗抗体的抗原结合部位识别 BCR，Fc 段则与同一 B 细胞表面的 FcγRⅡb 结合。对于抗原-抗体复合物，BCR 识别并结合其抗原表位，复合物中抗体部分（IgG）以其 Fc 段结合 FcγRⅡb 启动抑制信号转导。FcγRⅡb 受激发而启动抑制信号转导，使抗体的产生受到限制。

3）杀伤细胞抑制性受体调节 NK 细胞活性。

4）其他免疫细胞的调节性受体：肥大细胞的抑制性受体为 FcγRⅡb。该受体通过与肥大细胞活化性受体 FcεRⅠ交联，发挥负向调节作用。

主治语录：人类 Vγ9Vδ2 型 γδT 细胞可识别来自支原体、细菌和寄生虫的磷酸化代谢产物和宿主细胞应激性上调表达的某些蛋白分子，激活后通过颗粒酶、穿孔素杀伤靶细胞。此类 γδT 细胞的抑制性受体为 CD94/NKG2A，可实施反馈调节。

二、免疫细胞的免疫调节作用

1. 调节性 T 细胞的免疫调节作用

（1）调节性 T 细胞作用：具有下调免疫应答、维持自身免疫耐受及抑制自身免疫病发生等作用。

（2）Treg 的免疫调节机制：①Treg 活化后能够抑制常规 T 细胞的代谢水平。②Treg 表达高亲和力 IL-2 受体，竞争性消耗 IL-2，导致 T 细胞凋亡，发挥免疫抑制作用。③Treg 可通过细胞间接触发挥对靶细胞的抑制作用，但也能够分泌抑制性细胞因子如 IL-10、IL-35 和 TGF-β 等，抑制细胞活化与增殖。④Treg 能够以颗粒酶 B 或穿孔素依赖的方式杀伤效应 T 细胞或 APC，从而抑制免疫应答。⑤Treg 还可以通过减弱共刺激信号及抑制抗原提呈作用等方式对 APC 进行负向调节。

2. Th1、Th2 和 Th17 的免疫调节作用

（1）Th1 和 Th2 是效应性 T 细胞，具有免疫调节作用。Th1 和 Th2 可互相调控。

Th1 产生的 IFN-γ 可激活胞内 T-bet 的表达，T-bet 可促进 IFN-γ 基因转录而抑制 IL-4 基因转录；Th2 产生的 IL-4 可激活 Th2 亚群专一性转录因子 Gata-3，后者促进 IL-4 基因转录而抑制 IFNG 基因转录。

（2）Th17 分泌大量 IL-17A、IL-17F 和 IL-22，通过诱导中性粒细胞局部浸润和炎症效应，在清除胞外病原体及抗真菌感染中发挥重要的作用。Th17 分泌的细胞因子作用于多种免疫或非免疫细胞，发挥免疫调节作用。

3. M2 型巨噬细胞的免疫调节作用　根据活化状态和发挥功能的不同可分为 M1 型和 M2 型巨噬细胞。

（1）M1 型巨噬细胞通过分泌促炎性细胞因子和趋化因子，并专职提呈抗原，参与正向免疫应答，发挥免疫防御和监视功能。

（2）M2 型巨噬细胞主要通过分泌抑制性细胞因子 IL-10 和/或 TGF-β 等下调免疫应答。肿瘤抑制性微环境会诱导巨噬细胞转化为肿瘤相关巨噬细胞（M2），可参与肿瘤免疫逃逸。

三、其他形式的免疫调节作用

1. 活化诱导的细胞死亡对效应细胞的调节

（1）活化诱导的细胞死亡的调节作用和机制

1）活化诱导的细胞死亡（AICD）指免疫细胞活化并发挥免疫效应后，诱导的自发性细胞凋亡。仅针对被抗原活化并发生克隆扩增的免疫细胞，是一种高度特异性的生理性反馈调节。其目的是限制抗原特异淋巴细胞克隆的容量。

2）机制：免疫细胞活化后表达 Fas 增加，活化的 T 细胞和 NK 细胞大量表达和分泌 FasL，FasL 与免疫细胞表面的 Fas 结合，诱导细胞凋亡。

（2）AICD 的失效引发临床疾病：Fas 或 FasL 基因发生突变后，其产物无法相互结合而不能启动死亡信号转导，反馈调节失效。人类相应的疾病称为自身免疫性淋巴细胞增生综合征（ALPS）。ALPS 患儿出现淋巴细胞大量扩增、淋巴结和脾脏肿大，且有溶血性贫血和中性粒细胞减少等症状，可检查患儿的 Fas 和 FasL 基因是否有突变，来诊断疾病。

2. 神经-内分泌-免疫系统的相互作用和调节

（1）免疫系统行使功能时，主要与神经和内分泌系统发生相互作用。

（2）神经内分泌系统和免疫系统调节网络是通过神经递质、神经肽、内分泌激素、细胞因子及其各自的受体相互作用实现的。

（3）淋巴组织和淋巴器官也受到相应的神经支配。

（4）手术、烧伤、失血等应激情况下，机体会启动针对创伤的防御性免疫应答。过度的免疫应答会导致器官、组织的损伤；过多的炎症因子刺激中枢神经生成更多的糖皮质激素。糖皮质激素引起的免疫抑制可以保护机体免受更严重的损伤，却降低了机体对病原体的抵抗力和免疫力，容易引起感染或肿瘤的发生。

3. 免疫应答的遗传控制

（1）MHC 基因多态性是控制免疫应答水平的主要遗传因素，MHC 分子的多态性制约着 T 细胞的活化。

（2）自然选择也在群体水平上参与免疫调节。一些个体更适应所处的环境，他们的参与调节机体免疫应答水平及影响免疫应答过程的优势，会在自然选择压力下得到保留，使得这些基因在人群中的频率上升，从而整体提高人群对环境的适应能力。

 历年真题

1. 关于活化诱导的细胞死亡（AICD），错误的叙述是
   A. 指免疫细胞活化并发挥效应后诱导的一种自发的细胞凋亡
   B. 具有高度特异性
   C. 可限制抗原特异性淋巴细胞克隆的容量
   D. 是由 Fas 和 FasL 结合诱导的细胞凋亡
   E. 是一种对发生克隆扩增的免疫细胞的生理性的正反馈调节

2. 以下哪一个受体交联后产生抑制信号
   A. TCR
   B. $Fc\mu R$
   C. $Fc\gamma R\,II\,b$
   D. CD28
   E. CD40

参考答案：1. E　2. C

第十八章 超敏反应

核心问题

1. Ⅰ型超敏反应和Ⅱ型超敏反应的主要成分、发生机制、临床常见疾病及防治原则。

2. Ⅲ型超敏反应和Ⅳ型超敏反应的发生机制及临床常见疾病。

内容精要

超敏反应也称变态反应，是指机体受到抗原刺激，引起的异常适应性免疫应答。超敏反应可分为Ⅰ~Ⅳ型，前3型由抗体介导产生，Ⅳ型由CD4$^+$T细胞介导产生。Ⅰ型超敏反应主要由IgE抗体介导，无补体参与；由致敏肥大细胞和嗜碱性粒细胞释放的多种生物活性介质引起的，以组织器官功能紊乱为主要特征的疾病；Ⅱ型超敏反应血细胞是主要靶细胞，需要补体活化、炎性细胞聚集并活化；Ⅲ型超敏反应由抗体形成的中等大小的免疫复合物介导，需要补体参与；Ⅳ型超敏反应引起组织损伤的机制是巨噬细胞和淋巴细胞的局部浸润、活化及细胞因子的产生。

一、超敏反应

1. 定义　超敏反应（变态反应）指机体受到某些抗原刺激

时，出现的生理功能紊乱或组织细胞损伤的异常适应性免疫应答反应。

2. 分类　根据反应发生的机制和临床特征，将超敏反应分为Ⅰ、Ⅱ、Ⅲ和Ⅳ型。

二、Ⅰ型超敏反应

1. 特点

（1）由IgE抗体介导，肥大细胞、嗜碱性粒细胞、嗜酸性粒细胞等释放生物活性介导局部或全身反应。

（2）反应发生快，消退也很快。

（3）常引起生理功能紊乱，少数可发生组织细胞损伤。

（4）具有明显的个体差异和遗传背景。

2. 参与Ⅰ型超敏反应的主要成分

（1）变应原：进入体内后能引起IgE类抗体产生并导致Ⅰ型变态反应的抗原性物质。

临床常见的变应原：①某些药物或化学物质，如青霉素、磺胺等分子及其降解产物，多为半抗原，进入机体与某些蛋白结合称为变应原。②吸入性变应原，如花粉颗粒、尘螨排泄物等。③食物变应原，如牛奶、鸡蛋、鱼虾等。④某些酶类物质。

（2）IgE及其受体

1）IgE：变应原诱导特异性IgE产生是Ⅰ型超敏反应的先决条件。

IgE主要由鼻咽、扁桃体、气管和胃肠道黏膜下固有层淋巴组织中的浆细胞产生，这些部位也是变应原易于侵入并引发Ⅰ型超敏反应的部位。

变应原激活特异性Th2可产生IL-4、IL-5等细胞因子，诱导特异性B细胞发生IgE类别转换并增殖、分化成产生IgE的浆细胞。

IgE 为亲细胞抗体，可在不结合抗原的情况下，通过其 Fc 段与肥大细胞或嗜碱性粒细胞表面的高亲和力 IgE Fc 受体（FcεR I）结合，而使机体处于致敏状态。

2）IgE 受体：IgE 受体与 IgE Fc 段特异性结合的受体有 2 种：FcεR I 和 FcεR II。①FcεR I 为高亲和力受体，FcεR I 在肥大细胞和嗜碱性粒细胞高水平表达。②FcεR II 为低亲和力受体，其分布比较广泛。临床上，易感个体的淋巴细胞和巨噬细胞高水平表达 FcεR II，同时血清中存在高水平分泌型 FcεR II。

（3）肥大细胞、嗜碱性粒细胞和嗜酸性粒细胞

1）肥大细胞、嗜碱性粒细胞：两者均来源于髓样干细胞前体，肥大细胞主要分布在结缔组织和黏膜，嗜碱性粒细胞多分布于外周血，数量少，可被招募到超敏反应部位发生作用。

细胞生物学特征：①均高表达 FcεR I。②胞质内含有嗜碱颗粒。③FcεR 与 IgE 特异性结合可介导脱颗粒反应并释放活性介质。

2）嗜酸性粒细胞：主要分布于呼吸道、消化道、泌尿生殖道的黏膜上皮下结缔组织中。

细胞生物学特征：①不表达高亲和性 FcεR I。②胞质中含有嗜酸颗粒。③可产生 IL-3、IL-5、GM-CSF 等刺激可增加表达 FcεR I 使之脱颗粒反应并释放活性介质。

3. I 型超敏反应的发生机制

（1）机体致敏：变应原初次进入机体，刺激 B 细胞产生 IgE 抗体，该抗体以 Fc 段与在肥大细胞和嗜碱性粒细胞表面的 FcεR I 结合，形成致敏的肥大细胞或嗜碱性粒细胞，机体对该变应原的致敏状态。此状态可维持数月，长期不接触，该状态消失。

（2）IgE 受体交联引发细胞活化：再次相同变应原进入机体，与肥大细胞和嗜碱性粒细胞表面的 IgE 抗体特异结合，进而活化细胞释放组胺、白三烯等多种生物活性介质。

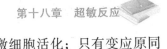

单个 IgE 结合 FcεR I 并不能刺激细胞活化；只有变应原同时与致敏细胞表面的 2 个以上相邻 IgE 结合，使多个 FcεR I 交联形成复合物，才能启动活化信号。

抗 IgE 抗体交联细胞膜上的 IgE 或抗 FcεR I 抗体直接连接 FcεR I 均可刺激肥大细胞或嗜碱性粒细胞活化和脱颗粒。

（3）生物活性介质介导的效应：生物活性介质发挥病理作用，使平滑肌收缩、腺体分泌增加、毛细血管扩张并通透性增强，导致机体功能障碍。

1）组胺：是一种小分子量的血管活性胺。可分为 H1 ~ H4 等 4 种。①H1 介导肠道和支气管平滑肌的收缩、腺体分泌增多。②H2 介导血管扩张和通透性增强，刺激外分泌腺的分泌；肥大细胞和嗜碱性粒细胞上的 H2 则发挥负反馈调节作用，抑制脱颗粒。③肥大细胞上 H4 具有趋化作用。

2）细胞因子：①IL-4、IL-13、IL-33 在后期产生，可诱导并放大 Th2 应答，产生 IL-4 和 IL-13 促进 B 细胞产生 IgE。②IL-3、IL5、GM-CSF 促嗜酸性粒细胞分化与活化。③TNF-α 参与全身过敏反应性炎症，增加血管内皮细胞黏附分子表达。

3）脂类介质：前列腺素 D2（PGD2）和白三烯 C4、D4、E4（LTC4、LTD4、LTE4）与平滑肌细胞和白细胞上的受体结合，促平滑肌收缩。

4）酶类：蛋白酶切割纤维蛋白原、活化胶原酶引起组织损伤。糜蛋白酶可引起短暂的血管收缩、减少上皮基底液的分泌。组织蛋白酶 G、羧肽酶和嗜酸性粒细胞胶原酶参与结缔组织基质的重塑。嗜酸性粒细胞过氧化物酶可刺激组胺释放。

5）其他：嗜酸性粒细胞阳离子蛋白和嗜酸性粒细胞衍生的神经毒素具有神经毒性。主要碱性蛋白有刺激肥大细胞和嗜碱性粒细胞活化脱颗粒作用，此效应可被 IL-3、IL-5 和 GM-CSF 等增强。

（4）局部或全身性Ⅰ型超敏反应发生

1）活化的肥大细胞和嗜碱性粒细胞释放的生物活性介质作用于效应组织和器官，引起局部或全身性的超敏反应。

2）根据反应发生的快慢和持续时间的长短，可分为速发相反应和迟发相反应2种类型。①速发相反应：通常在接触变应原后数秒钟内发生，可持续数小时，主要由组胺、前列腺素等引起，表现为毛细血管扩张，血管通透性增强，平滑肌收缩，腺体分泌增加。速发相反应中肥大细胞等释放的 ECF、IL-3、IL-5 和 GM-CSF 等多种细胞因子，可吸引大量嗜酸性粒细胞到达反应部位，又可促进嗜酸性粒细胞的增殖和活化。②迟发相反应发生：在变应原刺激后4~6小时，可持续数天以上，表现为局部以嗜酸性粒细胞（约占30%）、中性粒细胞、巨噬细胞、Th2和嗜碱性粒细胞浸润为特征的炎症反应。迟发相反应如特应性皮炎和哮喘的组织中主要浸润嗜酸性粒细胞和 Th2，也有 Th1 和 Th17 的参与。肥大细胞释放的中性粒细胞趋化因子趋化中性粒细胞在反应部位聚集，释放溶酶体酶等物质，参与迟发相反应。

4. 遗传与环境因素　特应性个体是指某些人接触环境中的普通抗原物质刺激后易发生Ⅰ型超敏反应性疾病。

特应性个体具有异常高水平的循环 IgE、分泌型 FcεRⅡ 和嗜酸性粒细胞，淋巴细胞和巨噬细胞表达 FcεRⅡ 也增加，表现为家族遗传特性。

（1）遗传因素：Ⅰ型超敏反应性疾病是多基因参与的复杂疾病。

相关基因包括：①位于 5Q31~33 的紧密连锁的促 IgE 类别转换、嗜酸性粒细胞存活和肥大细胞增殖的基因群，包括编码多种细胞因子的基因。其中编码 IL-4 启动子区的基因变异，使 IL-4 分泌增多，导致 IgE 大量产生。②位于 11Q12~13 的编码高亲和性 FcεRⅠβ 亚单位的基因，其多态性同哮喘和湿疹的发生密切相关。

（2）环境因素：易感性因素分析表明，环境因素和遗传因素在哮喘的发生危险中各占 50%。增加超敏反应概率的环境因素主要是儿童早期接触病原体、暴露于动物和土壤微生物及建立肠道正常菌群不足。

5. 临床常见疾病

（1）全身过敏性反应

1）药物过敏性休克：青霉素过敏最为常见，青霉素的降解产物青霉噻唑醛酸或青霉烯酸，与体内组织蛋白共价结合后，可刺激机体产生特异性 IgE，使肥大细胞和嗜碱性粒细胞致敏。使用青霉素时应临用前配制，放置 2 小时后不宜使用。

2）血清过敏性休克：动物免疫血清如破伤风抗毒素、白喉抗毒素进行治疗或紧急预防时，有些患者可因曾经注射过相同血清制剂已被致敏而发生过敏性休克。

（2）局部过敏性休克

1）呼吸道过敏反应：花粉症、支气管哮喘。

2）消化道过敏反应：少数人进食鱼、虾、蟹、蛋、奶等食物后可发生过敏性胃肠炎，出现恶心、呕吐、腹痛和腹泻等症状，严重者也可发生过敏性休克。患者肠道菌群失调、肠道天然免疫耐受被打破、胃肠道黏膜表面分泌型 IgA 含量明显减少和蛋白水解酶缺乏与消化道过敏反应发生有关。

3）皮肤过敏反应：主要包括荨麻疹、特应性皮炎（湿疹）和血管神经性水肿，可由药物、食物、肠道寄生虫或冷热刺激等引起。口服青霉素对已被青霉素致敏的患者也可引发湿疹。

6. 防治原则

（1）查明变应原，避免接触：通过询问过敏史和皮肤试验查明变应原。避免与之接触是预防超敏反应的最有效方法。皮试，若局部皮肤出现风团直径大于 1cm 为阳性，提示过敏。

（2）脱敏治疗

1）异种免疫血清脱敏疗法：皮试试验阳性，但又必须使用，可采用此种脱敏方法治疗。脱敏是指小剂量、短时间（20~30 分钟）多次注射抗毒血清的方法。此种脱敏为暂时性。

机制：小剂量多次注射抗毒素血清可使体内致敏靶细胞分期分批脱敏，以致最终解除致敏状态。再次注射大剂量就几乎很少发生过敏反应。

2）特异性变应原脱敏疗法：对已查明确难以避免接触的变应原，可采用小剂量、间隔较长时间、反复多次皮下注射的方法进行脱敏治疗。

其作用机制：①通过改变抗原进入途径，诱导机体产生特异性 IgG 或 IgA 类抗体，降低 IgE 抗体应答。②通过 IgG 类封闭抗体与相应变应原结合，阻断变应原与致敏靶细胞上的 IgE 结合。③诱导特异性 Treg 细胞产生免疫耐受。④诱导 Th2 型应答转向 Th1 型应答，减少 IgE 类抗体的产生。

（3）药物防治

1）抑制生物活性介质合成和释放：①阿司匹林为环氧合酶抑制剂，可抑制 PGD_2 等介质生成。②色甘酸钠可稳定细胞膜阻止致敏靶细胞脱颗粒释放生物活性介质。③肾上腺素、异丙肾上腺素和前列腺素 E 可通过激活腺苷酸环化酶促进 cAMP 合成；甲基黄嘌呤和氨茶碱则可通过抑制磷酸二酯酶阻止 cAMP 分解。两者均可升高细胞内 cAMP 水平抑制靶细胞脱颗粒和生物活性介质的释放。

2）拮抗生物活性介质的作用：苯海拉明、氯苯那敏、异丙嗪等抗组胺药物，可通过与组胺竞争结合效应细胞细胞膜上组胺受体而发挥抗组胺作用；阿司匹林为缓激肽拮抗剂。

3）改善效应器官反应性的药物：①肾上腺素可解除支气管

平滑肌痉挛，也可升高血压，可用于抢救过敏性休克。②葡萄糖酸钙、氯化钙、维生素 C 等可解痉，也可降低毛细血管通透性和减轻皮肤与黏膜的炎症反应。

（4）免疫生物疗法：①用人源化抗 IgE 单克隆抗体，抑制肥大细胞和嗜碱性粒细胞释放介质，治疗持续性哮喘。②应用抗 IL-5 抗体抑制 IL-5 的活性，可用于治疗高嗜酸性粒细胞综合征，也用于哮喘的治疗。③将 IL-12 等 Th1 型细胞因子与变应原共同免疫，可使 Th2 型免疫应答向 Th1 型转换，下调 IgE 的产生。④将编码变应原的基因插入 DNA 载体（含非甲基化 CpG）制成 DNA 疫苗进行接种，有助于诱导 Th1 型应答。

三、Ⅱ型超敏反应

1. Ⅱ型超敏反应的特点　IgG 和 IgM 类抗体与靶细胞表面抗原结合后，通过募集和激活炎症细胞及补体系统而引起的靶细胞损伤。

2. 发生机制

（1）诱导Ⅱ型超敏反应的靶抗原：正常、改变的和被抗原或抗原表位结合修饰的自身组织细胞及细胞外基质，均可成为Ⅱ型超敏反应的靶抗原。

靶抗原可以是：①正常存在于血细胞表面的同种异型抗原。②外源性抗原与正常组织细胞之间存在的共同抗原。③感染和理化因素所致改变的自身组织细胞和细胞外基质抗原。④结合在自身组织细胞表面的药物抗原或抗原-抗体复合物。

（2）损伤机制

1）调理和吞噬作用杀伤靶细胞：抗细胞表面抗原的特异性抗体 IgG 或 IgM 与靶细胞表面抗原结合后，通过经典途径激活补体溶解靶细胞，或通过补体活化产生的 C3b 和 IgG 的 Fc 段分别与吞噬细胞表面的相应受体结合，调理吞噬细胞，介导杀伤靶细胞。

2）炎症损伤：结合靶细胞抗原的抗体激活补体产生 C3a 和 C5a，募集中性粒细胞和巨噬细胞，并分别与细胞表面表达的 IgG Fc 受体、C3a 受体和 C5a 受体结合，致使吞噬细胞活化，释放溶酶体酶和反应性活性氧等生物活性物质，引起组织损伤。

3）ADCC 作用：IgG 类抗体与靶细胞特异性结合后，其 Fc 段可与 NK 细胞、单核巨噬细胞和中性粒细胞表面的 FcγR 结合，介导靶细胞的杀伤。

2. 临床常见疾病

（1）输血反应：多发生于 ABO 血型不符的输血。供血者红细胞表面的血型抗原与受者血清中的天然抗体（IgM）结合后，激活补体溶解红细胞，引起溶血反应。反复输血可诱导机体产生抗血小板或抗白细胞抗体，引起非溶血性输血反应。

（2）新生儿溶血症：血型为 Rh⁻ 的母亲由于输血、流产或分娩等原因接受 Rh⁺ 红细胞刺激后，可产生抗 Rh 的 IgG 类抗体。再次妊娠且胎儿血型为 Rh⁺ 时，抗 Rh 抗体通过胎盘进入胎儿体内，溶解红细胞，引起流产、死胎或新生儿溶血症。母子间 ABO 血型不符引起的新生儿溶血症的症状较轻。全身换血可治疗新生儿溶血症。

（3）自身免疫性溶血性贫血：改变的红细胞表面成分与相应抗体特异性结合、激活补体，溶解红细胞，引起自身免疫性溶血性贫血。

服用甲基多巴类药物或流感病毒、EB 病毒感染机体后，可使红细胞膜表面成分发生改变，从而刺激机体产生相应抗体。

（4）药物过敏性血细胞减少症：青霉素、磺胺、安替比林、奎尼丁和非那西汀等药物能与血细胞膜蛋白或血浆蛋白结合获得免疫原性，刺激机体产生针对药物的特异性抗体。抗体与结合药物的红细胞、粒细胞或血小板作用，或与药物结合形成抗原-抗体复合物后，再与具有 FcγR 的血细胞结合，引起药物性溶血性贫血、粒细胞减少症或血小板减少性紫癜。

（5）肺出血-肾炎综合征：其机制是病毒、药物、有机溶剂等损伤肺泡基底膜，诱导产生自身抗体。

（6）甲状腺功能亢进症（Graves 病）：抗甲状腺激素受体 IgG 类自身抗体能高亲和力结合 TSH 受体，刺激甲状腺细胞持续分泌大量甲状腺素，引起甲状腺功能亢进症。

（7）其他：乙酰胆碱受体的自身抗体与该受体结合，干扰乙酰胆碱的作用，减少受体的数量，从而导致重症肌无力。

主治语录： 抗链球菌细胞壁抗体与心肌发生交叉反应，产生炎症反应和刺激巨噬细胞活化，引起急性风湿性心肌炎或血管炎。

四、Ⅲ型超敏反应

1. **Ⅲ型超敏反应** 是由抗原和抗体结合形成中等大小的可溶性免疫复合物沉积于局部或全身多处毛细血管基底膜后激活补体，并在中性粒细胞、血小板、嗜碱性粒细胞等效应细胞参与下，引起的以充血水肿、局部坏死和中性粒细胞浸润为主要特征的炎症反应和组织损伤。

2. **发生机制**

（1）可溶性免疫复合物的形成与沉积：某些情况下，可溶性 IC 不能被有效清除，沉积于毛细血管基底膜引起炎症反应和组织损伤。

免疫复合物的沉积机制如下。

1）免疫复合物的特殊理化性质导致不被清除：①抗原与抗体的比例影响免疫复合物大小：抗原与抗体比例合适时，形成大分子复合物，易被清除；抗原或抗体过剩形成小分子复合物，从肾小球滤过；抗原抗体形成 1000kD 分子量大小的复合物，易导致组织沉积。②免疫复合物的量大、持续存在或吞噬异常或缺陷时，不能有效将其清除。③免疫复合物的理化性质影响免疫复合物的沉积。

2）机体清除免疫复合物能力降低：主要通过调理吞噬和免疫黏附作用，补体、补体受体或 FcγR 缺陷使清除 IC 能力降低，导致血液中大量 IC 存在。

3）血管通透性等因素：①血管通透性增加：高浓度血管活性物质可使血管内皮细胞间隙增大，血管通透性增加，有助于免疫复合物沉积。②血管内高压及形成涡流：血管内高压与涡流均有助于免疫复合物沉积。

（2）免疫复合物沉积引起的组织损伤

1）补体的作用：沉积在血管壁的免疫复合物通过活化补体产生的 C3a、C5a，可以：①与肥大细胞或嗜碱性粒细胞上的 C3a 和 C5a 受体结合，使其释放组胺等活性介质，致局部毛细血管通透性增加，出现水肿。②趋化中性粒细胞聚集在免疫复合物沉积部位。

2）中性粒细胞的作用：中性粒细胞吞噬免疫复合物同时释放出多种溶酶体酶。

3）血小板和嗜碱性粒细胞的作用：肥大细胞或嗜碱性粒细胞活化释放的 PAF 可损伤组织，可促进血栓形成，引起局部出血、坏死。血小板活化也可释放血管活性胺类物质，加重水肿。

3. 临床常见疾病

（1）局部免疫复合物病

1）Arthus 反应：是局部Ⅲ型超敏反应。其机制是反复马血清免疫诱导机体产生大量抗体，再次注射马血清后，抗体与局部抗原在血管壁相遇，结合成为 IC 并沉积，引起局部血管炎。

2）类 Arthus 反应：胰岛素依赖型糖尿病患者局部反复注射

胰岛素后可刺激机体产生相应 IgG 类抗体，若再次注射胰岛素，在注射局部出现红肿、出血和坏死等类似 Arthus 反应的炎症反应。

长期吸入抗原性粉尘、真菌孢子等，再次吸入相同抗原后也能在肺泡间形成 IC，引起过敏性肺泡炎。

（2）全身性免疫复合物病

1）血清病：通常是在初次大量注射抗毒素（异种动物血清，如抗破伤风毒素和抗蛇毒血清）后 1~2 周发生，其主要临床症状是发热、皮疹、淋巴结肿大、关节肿痛和一过性蛋白尿等。

2）链球菌感染后肾小球肾炎：一般发生于 A 族溶血性链球菌感染后 2~3 周。此时体内产生抗链球菌抗体，与链球菌可溶性抗原结合形成循环免疫复合物，沉积在肾小球基底膜上，引起免疫复合物型肾炎。

五、Ⅳ型超敏反应

1. 定义

（1）Ⅳ型超敏反应是由特异性致敏效应 T 细胞介导的细胞免疫应答的一种类型。效应 T 细胞与相应抗原作用，引起以单个核细胞浸润为主要特征的炎症反应。

（2）Ⅳ型超敏反应发生较慢，亦称迟发型超敏反应（DTH），通常在再次接触抗原后 24~72 小时出现。效应 T 细胞主要包括 Th1、Th17 和 CTL 亚群。

2. 诱导Ⅳ型超敏反应的靶抗原　引起Ⅳ型超敏反应的抗原主要包括胞内寄生菌、病毒、寄生虫和化学物质。这些抗原经 APC 加工提呈给 T 细胞识别，使之活化和分化成为效应 T 细胞。

3. 发生机制

（1）Th 细胞介导的炎症反应和组织损伤：抗原激活的效应 Th1 细胞释放多种细胞因子，如 IFN-γ、TNF-α、LT-α（TNF-β）和趋化因子 MCP-1 等。①TNF-α 和 LT-α 使局部血管内皮细胞黏附分子的表达增加，MCP-1 趋化单个核细胞，促进巨噬细胞和淋巴细胞至抗原部位聚集，引起组织损伤。②IFN-γ 和 TNF-α 可使巨噬细胞活化，进一步释放促炎细胞因子 IL-1 和 IL-6 等加重炎症反应。Th1 细胞还可借助 FasL 杀伤表达 Fas 的靶细胞。③抗原激活的 Th17 细胞产生的 IL-17 可募集单核细胞和中性粒细胞到达抗原部位参与组织损伤。

（2）CTL 介导的细胞毒作用：效应 CTL 与靶细胞相互作用后活化，释放穿孔素和颗粒酶等，诱导靶细胞凋亡；或通过其表面的 FasL 与靶细胞表面的 Fas 结合，导致靶细胞凋亡。

4. 临床常见疾病

（1）结核病：结核病是典型的感染性迟发型超敏反应性疾病。

胞内感染有结核分枝杆菌的巨噬细胞在 Th1 释放的 IFN-γ 作用下被活化后清除结核杆菌。如结核杆菌抵抗活化巨噬细胞的杀菌效应则可发展为慢性感染，形成肉芽肿。肉芽肿的中央是由巨噬细胞融合所形成的巨细胞，外围包绕大量 T 细胞和成纤维细胞，在缺氧和巨噬细胞及 T 细胞的细胞毒作用下，导致干酪样坏死。

结核菌素试验为典型的实验性迟发型超敏反应。

（2）接触性皮炎：接触性皮炎为典型的接触性迟发型超敏反应。

由于接触小分子半抗原物质如油漆、染料、农药、化妆品和某些药物（磺胺和青霉素）等引起皮肤局部红肿、皮疹和水疱，严重者可发生皮肤剥脱。

其机制：小分子半抗原与体内蛋白质结合成完全抗原，经朗格汉斯细胞摄取并提呈给 T 细胞，使其活化、分化为效应性和记忆性 Th1、Th17。机体再次接触相应抗原后刺激记忆性 T 细胞活化，产生 IFN-γ 和 IL-17 等细胞因子，使皮肤角化细胞释放促炎细胞因子和趋化因子，诱导单核细胞趋化并分化为巨噬细胞，介导组织炎症损伤。

（3）其他：主要由 T 细胞介导的炎症性疾病也与 V 型超敏反应相关，如 Th1 和 Th17 介导的类风湿关节炎等。

5. IV型超敏反应的皮试检测 通过皮试法检测机体细胞免疫对某抗原的应答强度，可明确IV型超敏反应。

给受试者上臂皮内注射一定量抗原，48~72 小时观察注射部位的炎症反应。注射部位出现红肿、硬结为皮试阳性，说明该机体存在针对受试抗原的特异性致敏 Th1 细胞。

六、4 种类型超敏反应的比较（表 18-1）

表 18-1　4 种类型超敏反应的对比

比较项目	I 型	II 型	III 型	IV 型
抗体、效应 T 细胞	IgE	IgG、IgM	IgG	Th1、Th17、CTL
抗原	可溶性抗原	细胞抗原、基质抗原	可溶性抗原	可溶性抗原、细胞性抗原
效应机制	变应原与结合在肥大细胞或嗜碱性粒细胞上的 IgE 结合并交联，使细胞释放活性介质，引起平滑肌收缩、血管扩张通透性增强、黏膜腺体分泌增加	抗体与细胞或基质抗原结合，通过调理吞噬细胞、ADCC 和激活补体破坏细胞	抗原抗体复合物沉积组织，通过活化补体、中性粒细胞集聚和活化血小板导致炎症性组织损伤	Th1 和 Th17 细胞释放细胞因子活化 CTL 和巨噬细胞，导致局部组织损伤；CTL 也可直接识别和杀伤靶细胞

续 表

比较项目	Ⅰ型	Ⅱ型	Ⅲ型	Ⅳ型
临床常见病例	药物过敏性休克、支气管哮喘、花粉症、食物过敏症、湿疹等	输血反应、新生儿溶血症、药物过敏性血细胞减少症等	Arthus 反应、血清病、肾小球肾炎等	接触性皮炎、结核病、多发性硬化症、1型糖尿病等

 历年真题

1. 下列属于Ⅰ型超敏反应的是
   A. 血清病
   B. 过敏性休克
   C. 免疫复合物性肾小球肾炎
   D. 类风湿关节炎
   E. 传染性迟发型超敏反应

2. 下列关于Ⅱ型超敏反应的叙述，正确的是

A. 由 IgG 介导
B. 属于迟发型超敏反应
C. 与 NK 细胞无关
D. 与巨噬细胞无关
E. 不破坏细胞

参考答案：1. B 2. A

第十九章 自身免疫病

内容精要

自身免疫病是在遗传因素与环境因素相互影响下，诱发的自身抗原改变和免疫系统的异常所导致的自身免疫耐受的终止和破坏，产生自身抗体和/或自身反应性 T 细胞，而引起的以自身组织细胞病理损伤为特征的临床病症。

一、定义

1. 免疫耐受　是指正常机体的免疫系统具有识别"自己"和"非己"的能力，对非己抗原能够发生免疫应答，对自身抗原无应答或微弱应答的状态。

2. 自身免疫　指在免疫耐受状态下，一定量的自身反应性 T 细胞和自身抗体普遍存在于所有个体的外周免疫系统中，有利于协助清除衰老变性的自身成分和维持免疫自稳的作用。

3. 自身免疫病（AID）

（1）自身免疫病是在某些因素的诱发下自身免疫耐受状态

被打破或自身免疫性细胞调节异常，免疫系统对自身抗原产生持续迁延的免疫应答，造成了自身组织细胞损伤或功能异常而导致的临床病症。

（2）特点：①患者体内可检测到自身抗体和自身反应性T淋巴细胞。②自身抗体和自身反应性T淋巴细胞介导对自身细胞或组织成分的获得性免疫应答，造成损伤或功能障碍。③病情的转归与自身免疫反应强度密切相关。④反复发作，慢性迁延。

二、自身免疫病的诱发因素及机制

1. 自身抗原的改变

（1）免疫隔离部位抗原的释放

1）免疫豁免部位，如脑、睾丸、眼球、心肌和子宫等，其中的某些自身抗原成分和免疫系统相对隔离，存在于外周免疫器官中。

2）存在于免疫隔离部位的自身抗原成分称为隐蔽抗原或隔离抗原。

3）在手术、外伤或感染等情况下，隔离抗原可释放入血液和淋巴液，与免疫系统接触，使自身反应性淋巴细胞活化，导致自身免疫病。

（2）自身抗原的改变

1）生物、物理、化学及药物等因素可使自身抗原发生改变，从而产生针对改变自身抗原的自身抗体和T细胞，引起自身免疫病。

2）如抗原性发生变化的自身IgG，可刺激机体产生针对此IgG的IgM类自身抗体，称为类风湿因子（RF）。RF和变性的自身IgG形成的免疫复合物可引发包括类风湿关节炎等多种自身免疫病。

（3）分子模拟

1）一些微生物有与正常宿主细胞或细胞外成分类似的抗原表位，在感染人体后激发针对微生物抗原的免疫应答，同时也攻击与微生物相同或类似表位的人体细胞或细胞外成分，这种现象被称为分子模拟。

2）分子模拟可引发多种自身免疫病。如柯萨奇病毒感染激发的免疫应答可攻击胰岛细胞，引发糖尿病。

（4）表位扩展

1）一个抗原可能有多种表位，包括优势表位和隐蔽表位。①优势表位（原发表位）：是在一个抗原分子的众多表位中首先激发免疫应答的表位。②隐蔽表位（继发表位）：隐藏于抗原内部或密度较低，是在一个抗原分子的众多表位中后续刺激免疫应答的表位。

2）表位扩展是指免疫系统先针对抗原的优势表位发生免疫应答，若未能及时清除抗原，可相继对隐蔽表位发生免疫应答。

3）表位扩展是自身免疫病发生发展的机制之一。自身免疫病的进程中，随着免疫系统对自身组织的不断损伤，表位扩展使隐蔽的自身抗原不断受到新的免疫攻击，导致疾病迁延不愈不断加重。

2. 免疫系统的异常

（1）自身反应性淋巴细胞清除异常：自身反应性 T 细胞和 B 细胞分别在胸腺和骨髓中经历阴性选择被克隆清除。少数逃避了克隆清除的自身反应性 T 细胞和 B 细胞，在外周免疫器官通过活化诱导的细胞死亡（AICD）机制继续被克隆清除。

若胸腺或骨髓微环境基质细胞缺陷，阴性选择发生障碍，引起自身反应性 T 细胞、B 细胞的克隆清除异常，则可能会产生对自身抗原的免疫应答，导致自身免疫病。

（2）免疫忽视的打破

1）免疫忽视是指免疫系统对低水平抗原或低亲和力抗原不发生免疫应答的现象。

2）在胚胎发育的过程中，由于免疫忽视，低水平表达或低亲和力自身抗原的淋巴细胞克隆未被清除，进入外周免疫系统，成为保持对自身抗原反应性的淋巴细胞克隆。多种因素可打破这些淋巴细胞克隆对自身抗原的免疫忽视。

（3）淋巴细胞的多克隆激活

1）一些病原微生物成分或超抗原可多克隆激活淋巴细胞。如果自身反应性 B 细胞被多克隆活化，即可产生自身抗体，引发自身免疫病。

2）B 细胞的多克隆刺激剂包括革兰阴性细菌和多种病毒（如巨细胞病毒、EB 病毒、HIV）等。

（4）活化诱导的细胞死亡障碍：AICD 相关基因缺陷时，细胞凋亡不足或缺陷，使效应淋巴细胞不能被有效清除而长期存在，易患自身免疫病。

（5）调节性 T 细胞功能异常：Treg 的免疫抑制功能异常是自身免疫病发生的原因之一。

（6）MHC Ⅱ 类分子表达异常：只有 APC 外表达 MHC Ⅱ 类分子。若某些因素使非 APC 表达较高水平的 MHC Ⅱ 类分子，这种细胞就可能利用 MHC Ⅱ 类分子将自身抗原提呈给自身反应性 T 细胞，使之活化导致自身免疫病。

3. 遗传因素　大多数自身免疫病被多个易感基因所影响，其中对自身免疫病发生影响最大的是 HLA 基因。但有些基因，如 AIRE 基因，其单一突变就可以导致自身免疫病的发生。

（1）HLA 基因与自身免疫病的相关性：HLA-DR3 与重症肌无力、SLE、IDDM、突眼性甲状腺肿相关联；HLA-DR4 与类风湿关节炎、寻常性天疱疮、IDDM 关联；HLA-B27 与强直性脊柱炎关联；HLA-DR2 与肺出血肾炎综合征、MS 关联；HLA-

DR5 与桥本甲状腺炎关联等。HLA 与人类自身免疫病易感性可能的机制如下。

1）影响胸腺选择机制：某些特定 HLA 分子的抗原结合槽不能有效结合自身抗原肽，导致相应自身反应性 T 细胞不能被有效清除。这些自身反应性 T 细胞的异常活化，将引起自身免疫病。

2）影响抗原提呈作用：某些特定 HLA 分子能与类似自身抗原的病原体抗原肽更为有效结合，能以分子模拟的方式引发自身免疫病。

（2）非 HLA 基因与自身免疫病相关性

1）自身抗原基因：胸腺髓质上皮细胞（mTEC）和 DC 表达的自身组织抗原，是一类组织特异性抗原（TSA），也是胸腺阴性选择的重要分子。此类抗原基因的异常，将导致胸腺的阴性选择障碍，使自身反应性 T 细胞逃逸到外周，引发自身免疫病。

2）固有免疫相关基因：固有免疫细胞异常，将不能有效防御病原体，从而导致慢性炎症，进而诱发自身免疫病。

3）信号和转录因子基因：免疫细胞信号转导途径的异常可引发自身免疫病。

4）细胞因子及受体基因：T 细胞亚群分化受细胞因子的调节，如 IL-23 通过调节 Th17 的分化参与炎症反应。

5）淋巴细胞调控基因：免疫应答的调节受共刺激分子的影响。如 CTLA-4 基因异常易导致类风湿关节炎、IDDM。

6）补体基因：补体成分 C1q 和/或 C4 基因缺陷的个体清除免疫复合物的能力明显减弱，体内免疫复合物的含量增加，易发生 SLE。

4. 其他因素

（1）性别因素：女性发生多发性硬化 MS 和 SLE 的可能性

比男性大 10~20 倍，患强直性脊柱炎的男性约为女性的 3 倍。妊娠期类风湿关节炎患者的病情通常减轻；分娩后妇女有时会出现自身免疫病加重的情况。患自身免疫性甲状腺疾病的女性在产后易出现甲状腺功能低下。

（2）年龄因素：自身免疫病多发于老年人，儿童发病少见。大多数老年人可检出自身抗体。其原因为老年人胸腺功能低下或衰老导致免疫系统功能紊乱，从而易发生自身免疫病。

三、自身免疫病的病理损伤机制

1. 自身抗体引起的自身免疫病

（1）自身抗体引起的细胞破坏性：病理损伤机制如下。①自身抗体识别和结合细胞膜上的抗原性物质后激活补体系统，溶解细胞。②抗原抗体复合物激活补体系统后，产生的趋化因子招募中性粒细胞，并释放酶和介质使细胞损伤。③脾内表达 Fc 受体的吞噬细胞清除结合有自身抗体的细胞。④自身抗体包被的细胞被自然杀伤细胞通过 ADCC 杀伤结合自身抗体的细胞。

（2）细胞表面受体自身抗体引起的自身免疫性疾病：抗细胞表面受体的自身抗体可通过模拟配体的作用，或竞争性阻断配体的效应导致细胞和组织的功能紊乱，引发自身免疫病。

1）甲状腺功能亢进时，机体产生甲状腺刺激素受体（TSHR）的自身抗体，该抗体与甲状腺细胞膜上的 TSHR 结合后可持续刺激甲状腺细胞分泌甲状腺素引起甲亢。

2）重症肌无力的患者可以产生乙酰胆碱受体抗体。

3）胰岛素耐受性糖尿病患者可产生胰岛素受体自身抗体。

（3）自身抗体-免疫复合物引起的自身免疫病：自身抗原与相应自身抗体结合形成的免疫复合物通过Ⅲ型超敏反应机制损伤组织。

2. 自身反应性 T 细胞介导的自身免疫病

（1）自身反应性 T 细胞在一定条件下可引发自身免疫病

1）参与此型组织损伤的效应细胞主要为 $CD4^+$ Th1 和 $CD8^+$CTL，其病理损伤机制为IV型超敏反应。

2）活化的 Th1 释放多种细胞因子引起淋巴细胞、单核/巨噬细胞浸润为主的炎症反应，活化的自身反应性 CTL 对局部自身细胞有直接杀伤作用。

3）IDDM 患者体内存在的自身反应性 CTL 可持续杀伤胰岛 β 细胞，致使胰岛素的分泌严重不足。

4）MS 患者体内存在髓鞘碱性蛋白（MBP）特异性 Th1 细胞，可浸润脑组织，引起中枢神经系统炎症损伤。

（2）有些自身免疫病是自身抗体和自身反应性 T 细胞共同作用的结果，如有些重症肌无力患者的体内既存在抗乙酰胆碱受体的自身抗体，也存在针对乙酰胆碱受体的自身反应性 T 细胞。

四、自身免疫病的分类和基本特征

1. 自身免疫病的分类

（1）器官特异性自身免疫病：是指患者的病变一般局限于某一特定的器官，由针对特定器官的靶抗原的自身免疫反应引起。

某些自身抗体可通过对靶器官的正常功能过度刺激或抑制而引发器官特异性功能异常型自身免疫病。

（2）全身性自身免疫病（系统性自身免疫病）：由针对多种器官和组织的靶抗原的自身免疫反应引起，患者的病变可见于多种器官和组织，病变分布广泛。如皮肤、肾脏和关节等均发生病变，表现出各种相关临床体征和症状。

2. 自身免疫病的基本特征

（1）患者体内可检测到高效价的自身抗体和/或自身反应性T细胞。

（2）自身抗体和/或自身反应性T细胞介导对自身细胞或自身成分的免疫应答，造成组织细胞损伤或功能障碍；病情转归与自身免疫应答的强度相关；应用免疫抑制剂治疗有效。

（3）通过血清或淋巴细胞转输可以被动转移疾病，应用自身抗原或自身抗体可在动物复制出具有相似病理变化的自身免疫病模型。

（4）疾病的发生有一定的遗传倾向，且与性别和年龄相关（女性、老年多见）。

五、自身免疫病的治疗原则

1. 去除引起免疫耐受异常的因素

（1）预防和控制微生物感染：采用疫苗和抗生素控制微生物感染，特别是微生物持续感染，可降低自身免疫病的发生率。

（2）谨慎使用药物：对能引发自身免疫病的药物要谨慎使用，如青霉素、头孢菌素等。

2. 抑制对自身抗原的免疫应答

（1）应用免疫抑制剂：免疫抑制剂是目前治疗自身免疫病的有效药物。如皮质激素可通过抑制炎症反应减轻自身免疫病的症状。

（2）应用抗细胞因子及其受体的抗体或阻断剂：如应用TNF-α单抗治疗类风湿关节炎；可溶性TNF受体/Fc融合蛋白和IL-1受体拮抗蛋白（IL-1Ra）治疗类风湿关节炎。

（3）应用抗免疫细胞表面分子抗体：用抗体阻断相应免疫细胞的活化，或清除自身反应性T细胞、B细胞克隆，可抑制自身免疫应答。如抗MHC II类分子的单抗抑制APC的功能；抗CD3和抗CD4的单抗抑制自身反应性T细胞活化；抗自身反应性 T 细胞 TCR 和自身反应性 B 细胞 BCR 独特型的抗体清除自身反应性细胞。

（4）应用单价抗原或表位肽：自身抗原的单价抗原或表位肽可特异性结合自身抗体，封闭抗体的抗原结合部位，达到阻断自身抗体与自身细胞结合的目的。

3. 重建对自身抗原的免疫耐受

（1）通过口服自身抗原诱导免疫耐受：口服自身抗原有助于诱导肠相关淋巴组织（GALT）产生对自身抗原的免疫耐受，抑制自身免疫病的发生。如临床尝试以口服重组胰岛素的方法，预防和治疗糖尿病。

（2）通过模拟胸腺阴性选择诱导免疫耐受：胸腺基质细胞表达的自身组织特异性抗原是胸腺阴性选择中诱导自身反应性 T 细胞凋亡的关键分子。已尝试通过 DC 表达自身组织特异性抗原，模拟阴性选择清除自身反应性 T 细胞。如通过 DC 表达蛋白脂质蛋白（PLP）或碱性少突神经胶质细胞糖蛋白（MOG）诱导实验性变应性脑脊髓炎动物（EAE，MS 的动物模型）的免疫耐受来治疗 MS。

4. 其他。

主治语录：脾脏切除是治疗自身免疫性溶血性贫血、自身免疫性血小板减少性紫癜和自身免疫性中性粒细胞减少症的一种疗法。补充维生素 B_{12} 可治疗由抗内因子自身抗体引起的恶性贫血。

历年真题

1. 下列属于隐蔽抗原的是
　A. 眼葡萄膜色素抗原
　B. 肿瘤抗原
　C. ABO 血型抗原
　D. HLA 抗原
　E. Rh 血型抗原

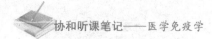

2. 下列与自身免疫病的发生无关
的是

A. 隐蔽抗原释放

B. 自身抗原性发生改变

C. 分子模拟

D. 免疫球蛋白类别转换

E. B 细胞多克隆活化

参考答案：1. A 2. D

第二十章　免疫缺陷病

核心问题

1. 免疫缺陷病的分类及其共同特点，常见病及其发病机制。

2. 免疫缺陷病的实验室诊断和治疗原则。

内容精要

免疫缺陷病是免疫系统先天发育不全或后天损伤所致的一组临床免疫缺陷综合病症，临床特点：反复感染、高发恶性肿瘤和自身免疫病。AIDS 是 HIV 感染免疫细胞导致的获得性免疫缺陷病。HIV 感染导致 $CD4^+T$ 细胞数目不断减少，最终导致严重的细胞免疫和体液免疫缺陷。免疫缺陷病的实验室诊断应采取多方面、综合性的检测方法，其治疗原则是：控制和减少感染、采用替代疗法或干细胞移植以提高患者的免疫功能。

一、概述

1. 免疫缺陷病（IDD）　因遗传因素和其他原因造成免疫系统先天发育不全或后天损害而使免疫细胞发育、分化、增殖和代谢异常，并导致免疫功能障碍所出现的临床综合征。

2. 特点 ①对病原体（细菌、病毒、真菌）甚至条件性病原微生物高度易感。②对自身免疫病及超敏反应性疾病易感。③某些肿瘤特别是淋巴细胞恶性肿瘤的发生率增高。

3. 分类 按病因可分为原发性免疫缺陷病（PIDD）和获得性免疫缺陷病（AIDD）。

4. 先天性免疫缺陷病（CIDD） 由免疫系统遗传缺陷先天发育不全所致，多于幼年起病。特点：①易发生反复和持续的感染。②易发生恶性肿瘤。③伴发自身免疫病。④有遗传倾向性。

二、原发性免疫缺陷病

1. T 细胞、B 细胞联合免疫缺陷

（1）联合免疫缺陷病（CID）：是同时累及机体细胞免疫和体液免疫的 PIDD。T 细胞、B 细胞分化发育中涉及多种分子，其中任一分子的基因突变都可引起免疫缺陷病。

（2）重症联合免疫缺陷病（SCID）

1）由 T 细胞发育异常和/或 B 细胞发育不成熟引起，包括 T^-B^+SCID、T^-B^-SCID 等 20 多种疾病。SCID 多见于新生儿和婴幼儿，易发生肺炎、脑膜炎等严重感染。

2）但某些 SCID 患者表现为慢性皮疹，是由于母亲 T 细胞进入胎儿而未被排斥（胎儿缺乏 T/B 细胞或其功能）导致移植物抗宿主反应，即母亲 T 细胞对胎儿组织发生免疫攻击。

3）分类：①T 细胞缺陷、B 细胞正常的重症联合免疫缺陷病（T^-B^+SCID）。T^-B^+SCID 患者的血液中 T 细胞显著减少，NK 细胞减少或正常，B 细胞数量正常但血清 Ig 降低。B 细胞数量正常，但由于缺乏 T 细胞的辅助，体液免疫功能仍缺陷。②T 细胞、B 细胞均缺如的重症联合免疫缺陷病（T^-B^-SCID）。常染色体隐性遗传，特征为循环淋巴细胞极度减少，各种 Ig 缺乏。临

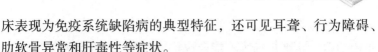

床表现为免疫系统缺陷病的典型特征，还可见耳聋、行为障碍、肋软骨异常和肝毒性等症状。

2. 以抗体缺陷为主的原发性免疫缺陷病

（1）以抗体生成及抗体功能缺陷为特征的疾病，患者一般有血清 Ig 减少或缺乏，出生后 7~9 月龄开始发病，患儿对肿瘤和自身免疫病易感，对有荚膜的化脓性细菌易感，但对真菌和病毒则不易感。

（2）此类疾病包括：①血清 Ig 和 B 细胞显著降低或缺失型。②至少 2 类血清 Ig 显著降低伴 B 细胞功能正常或降低型。③血清 IgG、IgA 显著降低伴 IgM 正常或升高伴 B 细胞数目正常型。④Ig 同种型缺陷或轻链缺陷伴 B 细胞数目正常型。⑤特异性抗体缺陷伴 Ig 水平正常和 B 细胞数目正常型。⑥婴儿暂时性低丙种球蛋白血症。

（3）发病机制：参与 B 细胞分化发育过程的信号分子基因，包括 Btk、TACI 等缺陷，导致 B 细胞停留在分化发育某一阶段，成熟 B 细胞数量减少或功能缺陷，引起抗体生成及功能缺陷。

（4）分类

1）X 性连锁无丙种球蛋白血症（即 Bruton 病）：特点如下。①外周成熟 B 细胞、浆细胞及各类 Ig 显著降低或缺失，但原始 B 细胞和 T 细胞数量及功能正常。②多见于出生 6~9 个月男性婴儿，出现反复化脓性细菌感染。③注射丙种球蛋白能控制感染，但因无法诱导呼吸道 SIgA，使鼻部、肺部感染极易复发，发病机制是 Btk 基因突变。④Btk 分子参与未成熟 B 细胞分化和成熟 B 细胞活化。⑤Btk 基因突变或缺失致酪氨酸激酶合成障碍，B 细胞发育停滞于前 B 细胞状态，导致成熟 B 细胞数目减少甚至缺失。

2）普通变异型免疫缺陷病（CVID）（又称成人型或迟发性低丙种球蛋白血症）：①CVID 为一组遗传方式不定、病因不明确、主要影响抗体合成的 PIDD。②大多数 CVID 是由于 T 细胞不能辅助，导致 B 细胞不能合成抗体和发生类别转换。③患者体内 IgG 和 IgA 水平明显降低，IgM 可能正常或下降，伴 B 细胞数量正常或降低，但较 XLA 为轻。④临床表现多样，常发病于学龄期和成人期，易患反复细菌感染，部分有自身免疫病、淋巴组织增生和/或肉芽肿病。

3. 吞噬细胞数量和/或功能先天免疫缺陷病

（1）X 连锁慢性肉芽肿病（CGD）：CGD 是常见的吞噬细胞功能缺陷性疾病，因呼吸暴发缺陷所致。其病因是细胞色素 b-β 亚单位（CYBB）基因突变，导致中性粒细胞、单核巨噬细胞缺乏 NADPH 氧化酶，不能有效杀灭被吞噬菌，后者持续存活并随吞噬细胞游走播散至全身。

患者多数为 X 连锁遗传，多为男性，表现为反复、严重的化脓性感染，在淋巴结、肺等多器官形成化脓性肉芽肿，并伴有反应性高丙种球蛋白血症。IFN-γ 被用于 CGD 的临床治疗。

（2）孟德尔式易感分枝杆菌病（MSMD）：MSMD 是一种由 IL-12/IL-23/IFN-γ 及其受体或信号转导分子缺陷引起的罕见常染色体隐性遗传性综合征，MSMD 患者易受弱毒力分枝杆菌属如卡介苗等感染，对结核分枝杆菌更易感。

分枝杆菌为胞内菌，宿主抗胞内菌感染主要依赖细胞免疫应答。DC 和巨噬细胞经由 TLRs 识别分枝杆菌的 PAMP 而被活化，产生 IL-12 和 IL-23 等细胞因子，激活 Th、NK 分泌 IFN-γ、IL-17 和 TNF-α 等细胞因子；IFN-γ 进一步增强巨噬细胞的抗原提呈和杀伤病原体能力，如此形成 IL-12/IL-23/IFN-γ 环路。MSMD 是此环路参与基因如 IL-12p40、IL-12Rβ1、IFN-γ 受体、STAT1 等缺陷，导致巨噬细胞和 T 细胞对胞内菌的杀伤作用减弱甚至消失，因而易发生分枝杆菌等胞内菌感染。

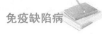

4. 补体缺陷病

（1）补体缺陷病多为常染色体隐性遗传，由补体固有成分、调节蛋白或补体受体中任一成分缺陷引起。

（2）补体固有成分缺陷患者表现为 SLE 样综合征、抗感染能力低下、易发生化脓性细菌（如奈瑟菌）感染。补体调节蛋白或补体受体缺陷者表现为抗感染能力降低。

（3）分类

1）遗传性血管神经性水肿：为常见补体缺陷病，由 C1INH 基因缺陷所致。这种补体调节蛋白缺乏引起 C2 裂解失控，C2a 产生过多，导致血管通透性增高。患者表现为反复发作的皮肤黏膜水肿，若水肿发生于喉头可导致窒息死亡。

2）阵发性夜间血红蛋白尿：发病机制是编码糖基磷脂酰肌醇（GPI）的 pig-α 基因翻译后修饰缺陷。补体调节成分衰变加速因子（DAF/CD55）和膜反应性溶破抑制物（MIRL/CD59）是补体溶细胞效应的抑制因子，它们通过 GPI 锚定在细胞膜上。由于 GPI 合成障碍，患者红细胞不能锚定 DAF 和 MIRL 而发生补体介导的溶血。

临床表现为慢性溶血性贫血、全血细胞减少和静脉血栓形成，晨尿出现血红蛋白。

5. 已经定义明确的免疫缺陷病

（1）这类疾病包括 Wiskott-Aldrich 综合征（WAS）、DNA 修复缺陷病等 9 种疾病。除 WAS 和角化不良素基因（DKCI）突变引起的 Hoyeraal-Hreidarsson 综合征为 X 连锁遗传外，其余均为常染色体遗传。

（2）Wiskott-Aldrich 综合征（WAS）

1）WAS 即伴湿疹和血小板减少的免疫缺陷病，为 X 连锁遗传。

2）发病机制是 X 染色体编码的 WAS 蛋白基因缺陷。WASP

基因缺陷使细胞骨架不能移动则免疫细胞间相互作用受阻，导致 T 细胞活化及功能障碍。

3）WAS 多见于男性婴儿，表现为反复细菌感染、血小板减少症和皮肤湿疹，可伴发自身免疫病和恶性肿瘤。同时存在血小板减少、反复感染、湿疹三联症者占 27%。

6. 免疫失调性免疫缺陷病

（1）免疫失调性免疫缺陷病包括免疫缺陷伴色素减退、家族性嗜血淋巴组织细胞增多（FHL）综合征、X 连锁淋巴组织增生综合征（XLP）及自身免疫综合征 4 种疾病。

（2）除 SH2D1A、XIAP 基因突变引起的 XLP 和 Foxp3 基因突变引起的自身免疫综合征为 X 连锁遗传外，其余均为常染色体遗传。

（3）免疫系统通过不同机制使经抗原活化的已经发生偏移的克隆库或 TCR/BCR 受体库回复到稳定状态。即抗原被清除后，机体通过 Fas/FasL 途径、TNFα 信号转导途径诱导 AICD 而控制活化淋巴细胞数量，发挥免疫自稳作用。

7. 固有免疫缺陷病

（1）固有免疫缺陷病包括无汗性外胚层发育不良伴免疫缺陷（EDA-ID）、IL-1 受体相关激酶 4（IRAK4）缺陷等多种疾病。

（2）无汗性外胚层发育不良伴免疫缺陷

1）EDA-ID 是一类因 NF-κB 活化关键调节因子（NF-κB）基因突变导致的发育缺陷病综合征。

2）患者多为男性，表现为少汗或无汗、对热的耐受性差、毛发稀疏、无牙或少牙、反复发生化脓性细菌感染。

3）NEMO 是调节 NF-κB 功能的关键因子，当发生错义突变后，IκB 不能发生磷酸化，NF-κB 及其相关信号通路活化受阻，进而引起经典型 EDA-ID。

8. 自身炎性反应性疾病引起的免疫缺陷病

（1）自身炎性反应性疾病引起的免疫缺陷病包括涉及和未涉及炎症小体的 2 种免疫缺陷疾病。

（2）其发病机制是参与 NF-κB 信号途径、细胞凋亡及 IL-1β 分泌过程中的信号分子基因突变引起信号转导紊乱。

三、获得性免疫缺陷病

1. 获得性免疫缺陷病　是指后天因素造成的、继发于某些疾病或使用药物后导致暂时或永久性免疫功能受损，发病率较高，各年龄均可发病。

2. 诱发因素

（1）感染因素：许多病原微生物包括病毒、真菌及原虫等感染引起机体防御功能低下。

（2）恶性肿瘤：如霍奇金淋巴瘤、骨髓瘤等，损伤免疫系统导致免疫障碍。

（3）射线和药物

1）射线、细胞毒性药物和免疫抑制剂等会损伤免疫系统，大剂量或长期应用将使机体的免疫功能遭受严重抑制有可能会出现免疫缺陷。大多数淋巴细胞对射线十分敏感，淋巴细胞经 X 射线照射后，可出现持续长时间免疫功能低下。

2）皮质类固醇是常见的免疫抑制剂，可抑制多种免疫细胞的功能，引起暂时性外周淋巴细胞（T 细胞）显著减少，停药 24 小时内免疫功能可恢复至正常。

3）环磷酰胺、硫唑嘌呤和氨甲蝶呤是常用的细胞毒药物，前者对 B 细胞有较强的抑制作用，后两者对粒细胞抑制作用较强，同时抑制 T 细胞、B 细胞功能。

4）环孢素是引起免疫缺陷的常见免疫抑制剂，阻断 IL-2 依赖性 T 细胞的增殖和分化。

5）抗生素类药物也能抑制免疫功能：如氯霉素类药物能抑制抗体生成，体外能抑制 T 细胞增殖反应；四环素类药物能抑制抗体生成和白细胞趋化功能。

（4）营养不良：①维生素 A、维生素 B_6、维生素 B_{12} 及叶酸缺乏显著抑制 T 细胞、B 细胞功能。②维生素 B_1、维生素 B_2、维生素 H、维生素 P 缺乏影响 B 细胞功能。③锌、铁及硒缺乏影响 T 细胞功能。④维生素 B_{12}、维生素 B_6、铁、铜缺乏则抑制中性粒细胞和巨噬细胞功能。

（5）其他：获得性免疫缺陷病还可继发于肝肾功能不全性疾病、糖尿病、库欣综合征、大面积烧伤等疾病。

四、获得性免疫缺陷综合征

1. 获得性免疫缺陷综合征　因 HIV 侵入机体引起细胞免疫严重缺陷，导致以机会性感染、恶性肿瘤和神经系统病变为特征的临床综合征，即艾滋病。

2. HIV 的分子生物学特征　HIV 属反转录病毒，分为 HIV-1 和 HIV-2 两型。约 95% 的 AIDS 由 HIV-1 引起，HIV-2 型致病能力较弱，病程较长，症状较轻。

3. HIV 的致病机制

（1）HIV 感染免疫细胞机制：HIV 主要侵犯宿主 $CD4^+$ 细胞。

（2）HIV 损伤免疫细胞机制：HIV 在靶细胞内复制，损伤免疫细胞。

1）$CD4^+T$ 细胞：是 HIV 在体内感染的主要靶细胞。AIDS 患者体内 $CD4^+T$ 细胞数量减少，且功能发生改变，表现为IL-2分泌能力下降；IL-2 受体表达降低；对各种抗原刺激的应答能力减弱等。HIV 感染损伤 $CD4^+T$ 细胞的机制如下。①HIV 直接杀伤靶细胞：a. 病毒颗粒以出芽方式从细胞释放，引起细胞膜损伤；b. 抑制细胞膜磷脂合成，影响细胞膜功能；c. HIV 感染导致 CD4$^+$T 细胞融合形成多核巨细胞，加速细胞死亡；d. 病毒增殖产生未整合的病毒 DNA 及核心蛋白在胞质大量积聚，干扰细胞正常代谢；e. HIV 感染骨髓 CD34$^+$ 前体细胞，导致造血细胞生成障碍。②HIV 间接杀伤靶细胞：a. HIV 诱导感染细胞产生细胞毒性细胞因子，抑制正常细胞生长因子；b. HIV 诱生特异性 CTL 或抗体，通过细胞毒作用或 ADCC 效应杀伤感染的 CD4$^+$T 细胞；c. HIV 编码超抗原样产物，引起表达 TCRVβ 链的 CD4$^+$T 细胞死亡。③HIV 直接诱导细胞凋亡：a. HIV 感染 DC 表面的 gp120 可与 T 细胞表面 CD4 分子交联，导致胞内 Ca^{2+} 升高，导致细胞凋亡；b. gp120 与 CD4 分子交联，促使靶细胞表达 Fas，通过 Fas/FasL 途径诱导凋亡；c. HIV 编码的 tat 蛋白可增强 CD4$^+$T 细胞对 Fas/FasL 效应的敏感性。

2）B 细胞：gp41 的羧基末端肽能诱导多克隆 B 细胞激活，导致高丙种球蛋白血症并产生多种自身抗体。由于 B 细胞功能紊乱和 Th 功能缺陷，患者抗体应答能力下降。

3）巨噬细胞：HIV 感染单核/巨噬细胞，可损伤其黏附和杀菌功能，同时减少细胞表面 MHC Ⅱ 类分子表达，使其抗原提呈能力下降。Mφ 能被 HIV 感染但不易死亡，成为 HIV 的庇护所。HIV 可随 Mφ 游走至全身广泛播散。

4）DC：DC 通过 Fc 受体结合病毒-抗体复合物，其表面成为 HIV 的贮存库，不断感染淋巴结和脾脏内 Mφ 和 CD4$^+$T 细胞，致使外周免疫细胞受损。

5）NK 细胞：HIV 感染后，NK 细胞数目并不减少，但其分泌 IL-2、IL-12 等细胞因子的能力下降，使其细胞毒活性下降。

（3）HIV 逃逸免疫攻击的机制：HIV 感染机体后，可通过不同机制逃避免疫识别和攻击，以利于病毒在体内长期存活。

1）表位变异与免疫逃逸：HIV 抗原表位可频繁发生变异，

从而影响 CTL 识别，产生免疫逃逸的病毒株。HIV 抗原表位氨基酸的改变使其逃避中和抗体的作用。

2）DC 与免疫逃逸：DC 表面的 DC-SIGN 为 HIV 受体，能特异性、高亲和地与 gp120 结合，使 DC 内吞病毒颗粒并使 HIV 免于失活。在适当条件下，DC 可直接或间接将病毒颗粒传递给 $CD4^+T$ 细胞，从而提高病毒感染率。

3）潜伏感染与免疫逃逸：HIV 感染细胞后也可进入潜伏状态。潜伏感染细胞表面并不表达 HIV 蛋白，有利于逃避机体免疫识别和攻击。HIV 的 Nef 蛋白可使细胞表面 CD4 和 MHC 分子表达下降，影响 CTL 识别和攻击。

4. HIV 诱导的机体免疫应答　HIV 感染机体后，进行性破坏机体免疫系统（尤其是细胞免疫），但在病程不同阶段，机体免疫系统可通过不同应答机制阻止病毒复制。

（1）体液免疫应答 HIV 感染后，机体可产生不同的抗病毒抗体。

1）中和抗体：HIV 的中和抗体一般靶向病毒包膜蛋白，可阻断病毒向淋巴器官播散。一旦发生抗原表位突变，即丧失中和作用。

2）抗 p24 壳蛋白抗体：$CD4^+T$ 细胞下降及出现艾滋病症状常伴随抗 p24 抗体消失。

3）抗 gp120 和抗 gp41 抗体：主要为 IgG，通过 ADCC 而损伤感染细胞。

（2）细胞免疫应答机体主要通过细胞免疫应答阻遏 HIV 感染。

1）$CD8^+T$ 细胞应答：HIV 感染特异性激活 $CD8^+T$ 细胞，杀伤 HIV 感染的靶细胞。HIV 感染者体内均存在包膜蛋白特异性 CTL。$CD8^+CTL$ 能明显抑制 HIV 在 $CD4^+T$ 细胞中复制，其细胞毒效应和血浆病毒水平与病程和预后相关。

2）CD4⁺T 细胞应答：HIV 刺激的 CD4⁺T 细胞可分泌各种细胞因子，辅助体液免疫和细胞免疫。在无症状期，AIDS 患者外周血淋巴细胞以分泌 IL-2、IFN-γ 为主；出现临床症状后，以分泌 IL-4、IL-10 为主。提示 Th1 型细胞免疫对宿主有保护作用。

5. 临床分期及免疫学特征　HIV 感染的整个临床过程分为急性期、潜伏期、症状期和 AIDS 发病期。HIV 感染不同时期具有不同的临床特点及免疫学特征。

（1）HIV 感染急性期：感染 HIV 后 3~6 周，多数患者无明显症状或仅表现为流感样症状，此时血浆病毒水平很高，且 CD4⁺T 细胞数量有一定降低但很快恢复正常。急性期血浆可检出抗病毒外膜蛋白 gp41、即 gp120 和抗 p24 的抗体，并可检出 p24 特异 CTL。

（2）潜伏期：即急性期恢复后无任何临床表现的阶段，一般持续 6 个月至几年。患者在潜伏期内通常无症状或仅有轻微感染。

潜伏期的免疫系统逐渐衰竭受损，表现：①CD4⁺T 细胞稳定下降，而 CD8⁺T 细胞数目相对不变，CD4/CD8 比值降低甚至倒置（<1）。②外周淋巴组织含大量 CD4⁺T 细胞，淋巴组织中 CD4⁺T 细胞遭破坏，不能有效补充外周血 CD4⁺T 细胞。③CD4⁺T细胞数目不断减少，淋巴组织渐被破坏。

（3）症状期：出现 AIDS 相关症候群（ARC），表现为发热、盗汗、消瘦、腹泻和全身淋巴结肿大等。此期 CD4⁺T 细胞持续下降，免疫功能极度衰退。

（4）典型 AIDS 发病期：AIDS 是疾病的终末期，此时血液中 CD4⁺T 细胞绝对数低于 200 个/mm³，病毒数量急剧上升，患者出现广泛机会性感染、肿瘤、恶病质、肾衰竭及中枢神经系统变性等并发症。机会性感染是 AIDS 患者死亡的主要原因。

6. 免疫学诊断　AIDS 的免疫学诊断方法主要包括检测病毒

抗原、抗病毒抗体、病毒核酸、免疫细胞数目和功能等。

（1）HIV 抗原检测：HIV 的核心抗原 p24 出现于急性感染期和 AIDS 晚期，可作为早期或晚期病毒量的间接指标。在潜伏期，该抗原检测常为阴性。

（2）抗 HIV 抗体检测：检测抗 HIV 抗体，用于 AIDS 诊断、血液筛查、监测等。

（3）$CD4^+$ 和 $CD8^+T$ 细胞计数：$CD4^+T$ 细胞和 $CD8^+T$ 细胞的数量可评价 HIV 感染者免疫状况，辅助临床进行疾病分期、疾病进展评估、预后判断、抗病毒治疗适应证选择及疗效评价。当 $CD4^+T$ 淋巴细胞<200 个/mm^3 时，应给予抗肺孢子菌肺炎的预防性治疗。

（4）HIV 核酸检测定性或定量：检测 HIV 核酸可用于疾病早期诊断、疑难样本的辅助诊断、HIV 遗传变异监测及耐药性监测、病程监控及预测和指导抗病毒治疗及疗效判定。

7. 预防和治疗

（1）预防

1）主要的预防措施为宣传教育、控制并切断传播途径，如禁毒、控制性行为传播、对血液及血制品进行严格检验和管理、防止医院交叉感染等。

2）预防疫苗原理是通过接种疫苗预先诱生中和性抗体达到预防目的。

3）缺点：HIV 易发生基因突变，疫苗抗原难以确认，疫苗研制周期长，期间高变异 HIV 的抗原性可能发生巨大改变，同一疫苗对不同感染者体内的病毒无法产生相似保护作用。

（2）治疗：AIDS 的治疗策略是以不同药物多环节抑制病毒复制，阻止 AIDS 的进程。

1）高效抗反转录病毒疗法（HAART），可使血浆病毒量减少至极低水平。

主治语录：高效抗反转录病毒疗法俗称"鸡尾酒疗法"，采用2种或3种反转录酶抑制剂及至少1种蛋白酶抑制剂进行联合治疗，这是目前最有效的方法。

2）可将编码 HIV 阻断肽基因与 CD4 基因融合，导入骨髓细胞并回输，骨髓细胞体内分化成 $CD4^+T$ 细胞，进而分泌阻断肽形成屏障，保护淋巴细胞免受病毒感染，成为新型免疫治疗手段。

五、免疫缺陷病的实验室诊断和治疗原则

1. 实验室诊断　实验室诊断应采取多方面、综合的检测方法。

检测方法主要有以下几种。①免疫学检测：是主要的检测诊断方法，如免疫球蛋白浓度测定、抗体功能测定等。②淋巴结、直肠黏膜活检。③骨髓检查各时期细胞（淋巴细胞、浆细胞）的发育和增生状况。④外周血淋巴细胞计数。⑤分子生物学方法：通过染色体 DNA 测序，发现基因突变或缺失片段，为 PIDD 的诊断提供准确的遗传学依据。

2. 治疗原则

（1）免疫缺陷病的治疗手段：控制或最大限度降低病原体感染；采用抗体或其他成分替代疗法补充免疫缺陷部分；采用干细胞移植以提高免疫系统。

（2）原则

1）抗感染：感染是引起 IDD 患者的主要死亡原因。可用抗生素、抗真菌、抗支原体和抗病毒药物控制和长期预防感染治疗免疫缺陷患者。

2）免疫抑制剂及酶替代疗法：抗体缺陷是最常见的 PIDD 症状，患者通过长期输注 IgG 进行替代治疗可预防细菌感染。酶替代疗法治疗 ADA，即每周肌注聚乙二醇偶联的牛 ADA，其

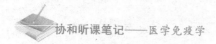

中乙二醇可延长牛 ADA 在血清中的半衰期。

3）免疫重建：根据 PIDD 的不同类型和致病机制，进行胸腺、骨髓或干细胞移植以实现免疫重建，对某些 PIDD 可达到长期治疗效果。

4）基因治疗：基因疗法是治疗由淋巴细胞前体细胞基因缺陷所致的 PIDD 的理想方法。

历年真题

1. 原发性免疫缺陷最常见的表现是

　A. 自身免疫病

　B. 肿瘤

　C. 系统性红斑狼疮

　D. 艾滋病

　E. 反复感染

2. 慢性肉芽肿病的发生原因是

　A. 先天性胸腺发育不全

　B. 巨噬细胞功能缺陷

　C. B 细胞发育和/或功能异常

　D. 补体某些组分缺陷

　E. T 细胞、B 细胞混合缺陷

参考答案：1. E　2. B

第二十一章 感 染 免 疫

核心问题

1. 病原体免疫应答的共同特征。
2. 抗胞外菌和抗胞内菌的免疫及其免疫逃逸机制。
3. 抗病毒及抗寄生虫的免疫及其免疫逃逸机制。

内容精要

抗感染免疫的共同特征和针对胞外菌、胞内菌、病毒、寄生虫等重要病原体的抗感染免疫特点及其免疫逃逸机制是本章重点。针对不同病原体，宿主进化出了快速反应的固有免疫系统，并联动到适应性免疫反应抵抗感染；而发生的适应性免疫反应是否高效，取决于病原体的特点：胞外还是胞内、大型还是小型、快速复制还是慢速复制。通常，Th1 应答产生针对胞内病原的细胞免疫，而Th2 应答产生针对胞外病原的体液免疫。与此相对应，在免疫压力下病原体进化出逃避免疫攻击的各种策略：逃避吞噬、逃避识别、抗原变异、失活补体、获得宿主的 RCA 蛋白、剪切宿主的 FcR、诱导宿主细胞凋亡、干预宿主的 T 细胞应答或细胞周期等。

一、概述

1. 感染的主要环节 有病原体侵入、侵袭、在宿主组织克隆定植、诱导免疫应答、病原体清除或组织损伤；也有一些病原体可通过释放毒素致病。

2. 针对病原体免疫应答的共同特征

（1）抗感染免疫基于固有免疫和适应性免疫的协同作用。固有免疫提供早期防御，适应性免疫提供后期更持久、更强的保护。

（2）清除不同类型病原体需要诱导不同类型的抗感染免疫应答。

（3）抗感染免疫效应决定了病原体在宿主的存活和致病性。

（4）抗感染免疫应答效应可能导致免疫病理损伤。

二、抗胞外菌免疫

1. 胞外菌　是指不进入宿主细胞内而在宿主细胞外如血循环、结缔组织等增殖的细菌。宿主抗胞外菌免疫主要依赖于体液免疫应答。

2. 胞外菌的致病机制

（1）引发炎症，引起感染部位损伤，是化脓性球菌导致人体化脓性感染的主要原因。

（2）释放内毒素和外毒素。革兰阴性菌可释放内毒素（脂多糖），强烈活化巨噬细胞导致炎症。外毒素可破坏宿主细胞或刺激机体产生炎症反应。

3. 抗胞外菌固有免疫

（1）补体活化

1）G^+可直接通过旁路途径活化补体系统；G^-可通过旁路途径活化补体系统；细菌大多可通过凝集素途径激活补体系统。

2）补体系统活化后：①通过补体调理作用促进免疫细胞对细菌的吞噬。②产生膜攻击复合物溶破细菌。③通过其裂解产物招募、活化白细胞，参与炎症反应。

（2）吞噬作用：宿主细胞多通过其细胞膜表面不同受体结

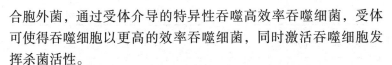

合胞外菌，通过受体介导的特异性吞噬高效率吞噬细菌，受体可使得吞噬细胞以更高的效率吞噬细菌，同时激活吞噬细胞发挥杀菌活性。

这些受体包括前面提及的甘露糖受体、清道夫受体、Toll 样受体及补体受体等。

（3）炎症反应：吞噬细菌后的吞噬细胞随即被活化而分泌细胞因子，细胞因子招募白细胞浸润到感染局部，从而启动炎症反应，导致组织损伤，同时引起感染的全身表现如发热等。

4. 抗胞外菌适应性免疫

（1）宿主对抗胞外菌感染的主要保护性免疫机制是体液免疫，通过体液免疫可清除病原体或中和毒素。

（2）胞外菌感染所含有的蛋白质抗原作为典型的胸腺依赖抗原可激活 CD4$^+$T 细胞，活化的辅助 CD4$^+$T 细胞通过产生细胞因子辅助 B 细胞产生抗体，也可通过分泌细胞因子增强巨噬细胞吞噬和杀菌。这是适应性免疫与固有免疫协同的典型案例。

宿主产生主要针对胞壁成分或毒素的抗体，通过中和作用、调理吞噬作用、激活补体经典途径等清除胞外菌感染。其中，中和作用主要依赖高亲和力 IgG 和 IgA；补体激活主要靠 IgM 和 IgG；调理作用则主要是 IgG 的某些亚型。

5. 胞外菌的免疫逃逸机制　在免疫压力下，部分胞外菌也会进化出逃避免疫的机制（表 21-1）。

表 21-1　胞外菌对宿主免疫系统的逃避机制

免疫系统中被干预的组分	细菌逃避机制
抗体	改变表面分子的表达；分泌抗 Ig 的蛋白酶
噬菌作用	封闭巨噬细胞受体与细菌的结合；临时隐藏于非巨噬细胞中；释放细菌蛋白破坏巨噬细胞的功能

续　表

免疫系统中被干预的组分	细菌逃避机制
补体	通过缺乏适当的表面蛋白、表面蛋白的空间位阻现象，以及降解 C3b 来阻止 C3b 与细菌的结合；失活补体级联反应过程中各个环节；俘获宿主 RCA 蛋白；诱导宿主产生同种型抗体，使之不能激活补体

（1）逃避特异性抗体的作用：一些胞外菌（如淋球菌）会自发地改变其与宿主细胞表面结合的氨基酸序列，逃逸中和抗体对细菌的识别，也有某些细菌通过分泌蛋白酶来裂解抗体使其失活。

（2）逃避吞噬细胞的吞噬

1）具有多聚糖"外衣"的细菌可以防止与吞噬细胞表面的受体结合而被吞噬；另一些没有多聚糖"外衣"的胞外菌可以临时进入非吞噬细胞（如上皮细胞和成纤维细胞）而"躲避"吞噬细胞的俘获。

2）为了能进入这些非吞噬细胞，病原体会释放细菌蛋白到宿主细胞中并通过提升其巨吞饮作用或者细胞骨架的重构；进入细胞的胞外菌蛋白还具有抗吞噬的能力。

（3）逃避补体系统介导的杀伤作用：一些胞外菌凭其自身结构的特点避免受到补体介导的杀伤作用。

三、抗胞内菌免疫

1. 概述

（1）胞内菌通过损伤的皮肤黏膜或媒介的叮咬进入宿主体内后，在宿主细胞内繁殖，以逃避吞噬细胞、补体及抗体的攻击。胞内菌在宿主细胞内繁殖，但通常毒性不强，不会产生损伤性的细菌毒素，从而与宿主细胞"共存"。

（2）胞内菌常见的靶细胞有上皮细胞、内皮细胞、肝细胞和巨噬细胞等。细菌感染巨噬细胞后可以迅速播散至全身。

2. 抗胞内菌的免疫

（1）抗胞内菌固有免疫

1）中性粒细胞和巨噬细胞的作用：中性粒细胞分泌防御素，控制早期感染。巨噬细胞可通过 TLR 对分歧杆菌的脂蛋白和脂多糖识别，活化产生促炎细胞因子，促进 NK 细胞活化和 Th1 细胞的分化，进而杀菌。

2）NK 细胞和 γδT 细胞的作用：在巨噬细胞等协同下，NK 细胞被活化杀伤宿主细胞，活化的 NK 细胞分泌大量的 IFN-γ，促进巨噬细胞活化、间接促进 Th1 细胞分化。γδT 细胞会识别胞内菌如分枝杆菌的小磷酸化分子，引发效应 γδT 细胞增殖，通过杀伤或分泌 IFN-γ 发挥抗菌效应。

（2）抗胞内菌适应性免疫

1）$CD8^+T$ 细胞应答：CTL 细胞对清除胞内菌感染起关键作用。DC 通过抗原交叉提呈激活 CTL。细菌蛋白通过内源性抗原提呈途径成为 CTL 细胞的靶标。胞内菌特异性 CTL 主要通过分泌 TNF、IFN-γ 和/或具有直接杀菌活性的颗粒清除靶细胞。

2）$CD4^+T$ 细胞应答：胞内菌活化的特异性 $CD4^+T$ 细胞效应为：分化为 Th1 细胞释放 IFN-γ 辅助巨噬细胞活化，后者产生大量 ROI 和 RNI，发挥强大的抗菌作用。抗胞内菌应答中 Th1 应答比 Th2 应答更重要。

3）抗体应答：细菌特异性中和抗体可与尚未进入细胞的细菌结合，或与释放到胞外环境中但还没有感染新的宿主细胞的子代菌结合，阻断细菌进入宿主细胞，并通过调理吞噬或补体介导的溶菌作用清除胞内菌。

（3）肉芽肿的形成：当宿主抗胞内菌免疫与病原体的博弈

相持不下而转为慢性感染时，就会在宿主感染局部形成一种称为肉芽肿的结构以局限化感染。

肉芽肿的内层包含巨噬细胞和 CD4$^+$T 细胞，而外层是 CD8$^+$T 细胞。少数病原体仍然存活并在肉芽肿中休眠，如果肉芽肿破裂，病原体就会被释放，重新开始增殖。如果宿主的免疫应答处于免疫抑制状态，无法聚集抵抗新一次攻击所必需的 T 细胞和巨噬细胞，病原体可能进入血液，进一步感染全身的组织，甚至导致死亡。

3. 胞内菌的免疫逃逸机制　胞内菌多为慢性感染，其逃逸免疫的能力更强、机制更为复杂（表 21-2）。

表 21-2　胞内菌对宿主免疫系统的逃避机制

免疫系统中被干预的成分	细菌逃避机制
吞噬体的破坏作用	感染非吞噬细胞 合成能够阻断溶酶体融合、吞噬体酸化、ROI/RNI 杀伤的分子 募集宿主细胞蛋白阻断溶酶体的功能
高度活化的巨噬细胞	阻止巨噬细胞高度活化所需宿主基因的表达
抗体	通过伪足入侵转移到新的宿主细胞中
T 细胞	减少 APCs 抗原提呈作用

（1）逃避吞噬杀伤：某些胞内菌可选择在非吞噬细胞中增殖，以逃避吞噬杀伤。另有一些胞内菌可使吞噬细胞失活，或逃避吞噬细胞的杀伤。

（2）逃避抗体的中和作用：一些胞内菌通过细胞-细胞接触机制进入另一个宿主细胞，使抗体无法发挥中和作用。

（3）阻止淋巴细胞活化：某些胞内菌通过干预 APC 的抗原提呈功能，阻止淋巴细胞活化而逃避 T 细胞杀伤。

四、抗病毒免疫

1. 抗病毒免疫　主要依赖于细胞免疫。

（1）抗病毒的固有免疫

1）干扰素：是抗病毒免疫中最重要的早期免疫分子。干扰素均可调节未感染细胞的代谢和酶相关事件，使细胞呈现抗病毒状态。

2）NK 细胞：是抗病毒免疫中重要的效应细胞。NK 细胞可识别被病毒感染的 MHC Ⅰ类分子并对被感染的细胞进行直接杀伤。

3）巨噬细胞：巨噬细胞在病毒感染早期开始活化并生成大量促炎因子。IFN-γ 可增强这一功能，巨噬细胞也可通过 ADCC 机制清除病毒。

（2）抗病毒适应性免疫

1）病毒特异性 CD4$^+$T 细胞应答：DC 的多种 TLR 可识别病毒的核酸序列或蛋白抗原使 DC 更易于通过外源途径提呈病毒抗原肽与 MHC Ⅱ类分子复合物，激活 CD4$^+$T 细胞。

这对于抵抗病毒十分重要，因为这些细胞可为初始 CD8$^+$T 细胞的活化提供 IL-2，还可以为 B 细胞提供 CD40L 介导的共刺激信号和细胞因子，促进 B 细胞产生抗体。

2）病毒特异性 CD8$^+$T 细胞应答：病毒特异性 CTL 应答是抗病毒免疫的关键。①病毒在被感染细胞内增殖，通过内源性抗原提呈途径将 pMHC Ⅰ提呈在感染细胞表面，成为 CTL 的靶；②病毒特异性 CTL 在引流淋巴结被激活后到达感染部位，通过颗粒酶介导的细胞毒作用、Fas 介导的细胞凋亡或分泌 TNF 及 IFN 杀死靶细胞。

3）病毒特异性抗体应答：B 细胞能识别被提呈在感染细胞表面的病毒抗原信号，也能识别感染细胞释放的子代病毒颗粒，在 T 细胞帮助下，B 细胞被激活，并进一步分化为浆细胞、记忆 B 细胞，产生中和抗体。

因为病毒在细胞内，早期产生的抗体多不能发挥作用，但晚期的中和性抗体进入血液后可结合病毒、阻止病毒结合宿主细胞上的病毒受体，从而防止感染进一步扩散；抗病毒抗体可介导 ADCC；也可激活补体，在有胞膜的病毒和被感染的宿主细胞表面形成 MAC 以杀死病毒或感染细胞。此外，补体成分还可调理吞噬细胞外的病毒颗粒。

一些病毒只通过 B 细胞应答就可清除（至少部分清除）。如 VSV 病毒表面具有高度重复的结构可引起 TI 应答，仅涉及 B 细胞而不需要 B-T 相互作用，因此可在感染早期发挥作用，更有效减少了病毒的扩散，直到机体产生针对其 TD 抗原的抗体应答。

2. 病毒免疫逃逸机制　通过病毒的快速增殖能力，基因组较小的病毒比基因组较大的病毒增殖更快，在免疫应答产生之前就播散到新的宿主细胞建立感染；也可通过病毒干扰宿主免疫应答，使其有足够的时间建立感染。一旦感染建立，病毒可通过多种机制逃避抗病毒免疫攻击。

1）潜伏：病毒的固有生物特性决定其是否潜伏。病毒一旦潜伏，它在宿主细胞以一种缺陷的形式存在，使其不具有活动性。

潜伏的病毒需要更强的抗病毒免疫才能清除，而机体在病毒潜伏后，抗病毒免疫多处于耗竭状态，使得病毒可长期逃逸。

2）病毒变异：在宿主免疫压力下，病毒抗原基因突变导致的抗原性变异称为"抗原漂移"，从而逃脱宿主体内预存免疫。例如，流感病毒和 HIV 等都具有快速抗原漂移的能力，即使在同一感染个体中也可发生。

3）干扰抗原提呈：病毒感染抗原提呈细胞后可干扰抗原提

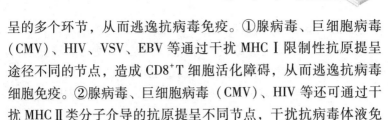

呈的多个环节，从而逃逸抗病毒免疫。①腺病毒、巨细胞病毒（CMV）、HIV、VSV、EBV 等通过干扰 MHC I 限制性抗原提呈途径不同的节点，造成 CD8$^+$T 细胞活化障碍，从而逃逸抗病毒细胞免疫。②腺病毒、巨细胞病毒（CMV）、HIV 等还可通过干扰 MHC II 类分子介导的抗原提呈不同节点，干扰抗病毒体液免疫应答。

4）"愚弄" NK 细胞：①CMV 表达 MHC I 的类似物，结合 NK 细胞抑制性受体，导致 NK 细胞不被活化。②快速复制的 WNV 上调经典的宿主 MHC I 类分子，也使 NK 细胞不能识别、活化。

5）干扰 DC 功能：①HTLV-1 感染 DC 前体，HSV-1 和牛痘病毒感染不成熟的 DC，都影响了 DC 成熟，阻碍了 T 细胞应答的启动。②麻疹病毒感染则上调 DC 表达 FasL，从而杀死带有 Fas 的 T 细胞。③CMV 感染使 DC 变为耐受性，导致与其相遇的 T 细胞无能而非激活 T 细胞。

6）干扰抗体效应：一些病毒可直接干扰抗病毒抗体的产生和效应。如麻疹病毒表达一种对 B 细胞的激活起抑制作用的蛋白；HSV-1 则使感染的宿主细胞表达病毒形式的 FcγR，后者与 IgG 分子结合使 Fc 端被封闭，阻止 ADCC 和经典的补体激活。

7）逃避补体杀伤：某些痘病毒和疱疹病毒分泌阻碍旁路 C3 转化酶形成的蛋白质，导致补体系统活化障碍。多种病毒表达 RCA 蛋白类似物或上调宿主 RCA 蛋白的表达，防止感染的细胞受 MAC 介导的溶解。HIV 和牛痘病毒等通过在宿主细胞膜出芽的方式得到 RCA 蛋白、DAF 和 MIRL，逃避补体杀伤。

8）消除抗病毒状态：病毒通过复杂的机制干扰抗病毒状态。①如 EBV 表达一种生长因子的可溶性受体，后者阻断了该生长因子对巨噬细胞的作用，由于这种生长因子是巨噬细胞分泌 IFN 所必需的，因此引起 IFN 的减少，不足以激发和维持抗病毒状态。②当 HSV 感染已建立了抗病毒状态的细胞时，病毒表达一种蛋白，反转病毒蛋白合成受阻状态，使得病毒复制得以恢复。③牛痘病毒和丙型肝炎病毒也可合成蛋白质，破坏对维持抗病毒状态所需的代谢和酶。④腺病毒及 KSHV 则表达可干扰宿主转录因子活性或与宿主转录因子类似蛋白质，干扰宿主细胞建立抗病毒状态所需的基因转录。

9）调控宿主细胞的凋亡：①被感染的宿主细胞在病毒复制完成之前凋亡导致病毒死亡，是宿主抗病毒机制之一，通常由 CTL、Fas-FasL、TNF 与 TNFR 介导。②被感染细胞有时通过内质网胁迫机制发生"利它的"凋亡，宿主释放大量病毒蛋白而导致内质网胁迫现象。但具有大基因组的病毒可阻断这些死亡诱导途径。③如腺病毒合成一个蛋白复合物，引起 Fas 和 TNFR 的内化，将这些死亡受体从细胞表面清除，中断 FasL 或 TNF 介导的凋亡；一些痘病毒表达 TNFR 的类似物，作为 TNF 和相关细胞因子的诱饵受体；腺病毒、疱疹病毒和痘病毒表达多种蛋白质，抑制凋亡所需的酶级联反应；还有许多病毒可以增加宿主细胞存活蛋白或表达这些生存蛋白的类似物，从而阻止宿主细胞过早凋亡。

10）干扰宿主细胞因子：一些痘病毒可以改变局部的细胞因子，使它不利于支撑免疫应答所必需的细胞间合作。痘病毒通过合成趋化因子类似物阻断淋巴细胞、巨噬细胞和中性粒细胞的趋化和迁移，还可分泌干扰素受体类似物，阻断 IFN-α 和 IFN-β 效应。

KSHV 和腺病毒表达一种蛋白质，抑制 IFN 诱导的基因转录，疱疹病毒下调细胞因子受体的表达，而 CMV 干扰趋化因子基因的转录。许多病毒抑制 IL-12 生成，从而干扰 Th1 分化和随后的抗病毒细胞免疫应答。EBV 则合成 IL-12 的类似物，可以竞争性抑制宿主正常 IL-12 的活性。EBV 产生 IL-10 的类似物，抑制巨噬细胞生成 IL-12 和淋巴细胞生成 IFN-γ。

五、抗寄生虫免疫

1. 抗寄生免疫

（1）抗原生动物寄生虫免疫

1）体液免疫：抗寄生虫介导中和作用、调理吞噬、并激活经典补体途径。

防御小的原生动物寄生虫可依靠抗体对胞外菌防御的效应机制清除，大的原生动物可通过中性粒细胞和巨噬细胞介导的 ADCC 清除。

2）Th1 应答、巨噬细胞高度活化和 IFN-γ：巨噬细胞高度活化所需 IFN-γ 主要来源于 Th1 效应细胞，故 Th1 应答是抗原生动物寄生虫免疫的关键。原生动物寄生虫只有高度活化的巨噬细胞具有足够的 ROIs、RN1s、TNF，才能将这些寄生虫有效杀伤。如果高度活化的巨噬细胞不能清除感染，则会形成肉芽肿。

IFN-γ 具有独特的抗原生动物效应，包括：①对许多原生动物均有直接毒性。②刺激 DC 和巨噬细胞产生 IL-12，随之触发 NK 和 NKT IFN-γ 的产生。③诱导感染的巨噬细胞表达 iNOS，导致细胞内 NO 的产生，后者清除寄生虫本身或感染的细胞。④上调对吞噬体的成熟重要相关酶的表达。⑤上调被感染的巨噬细胞表面 Fas 的表达，可被表达 FasL 的 T 细胞杀死。

需要注意的是：Th2 细胞因子（如 TGF-β、IL-4、IL-10 和 IL-13）可抑制 IFN-γ 和 iNOS 的产生，因此 Th2 应答优势的个体对原生动物寄生虫感染是高度易感的。

3）CTLs 和 γδT 细胞：①如果原生动物寄生虫从巨噬细胞吞噬体逃出进入胞质，寄生虫抗原可进入内源性抗原提呈途径，成为 CTL 的靶。②主要依靠 CTL 和活化的 γδT 细胞分泌的

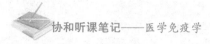

IFN-γ 对急性原生动物感染产生作用。③穿孔素/颗粒酶介导的细胞溶解在控制原生动物感染的慢性阶段更重要。

（2）抗蠕虫寄生虫

1）Th2 应答是防御大、多细胞的蠕虫关键。抗蠕虫 Th2 应答涉及 IgE、肥大细胞和嗜酸性粒细胞。①Th2 细胞通过 CD40L-CD40 相互接触使 B 细胞类型转换为 IgE。②IgE 抗体通过结合细胞表面 FcεRⅠ"武装"肥大细胞，当蠕虫抗原结合到细胞表面的 IgE 时，触发肥大细胞脱颗粒，颗粒中组胺等引起宿主肠道和支气管平滑肌收缩，将寄生虫从黏膜表面驱离出宿主；此外，肥大细胞合成的组胺和其他蛋白也对蠕虫有直接毒性。③循环中的 IgE 可同时结合病原体和嗜酸性粒细胞表面 FcεR，触发嗜酸性粒细胞脱颗粒、释放杀伤蠕虫的物质。

2）Th2 细胞因子 IL-4、IL-5 和 IL-13 对防御蠕虫很关键。①IL-4 是驱动 B 细胞向 IgE 转换的主要因子。②IL-5 强力促进嗜酸性粒细胞的增殖、分化和活化，并支持浆细胞向 IgA 分化，分泌型的 IgA（SIgA）抵御寄生虫进一步的黏膜定植。③IL-4 和 IL-13 抑制巨噬细胞 IL-12 的产生、IFN-γ 的产生和 Th1 极化。④IL-13 对支气管和胃肠对寄生虫的驱离反应是必需的。

2. 寄生虫的免疫逃逸机制　见表 21-3。

表 21-3　寄生虫的免疫逃逸机制

被干扰的免疫系统成分	寄生虫逃逸机制
抗体	具有多阶段的生命周期引起抗原变异
	藏在巨噬细胞中
	修正寄生虫表面蛋白引起抗原变异
	获取宿主表面蛋白以阻断抗体结合
	脱落带有免疫复合物的寄生虫外膜
	分泌消化抗体的物质

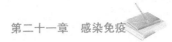

续　表

被干扰的免疫系统成分	寄生虫逃逸机制
吞噬作用	阻断吞噬体融合到溶酶体
	从吞噬体逃离到细胞质
	阻止呼吸暴发
	裂解静息的吞噬细胞
补体	降解吸附上的补体组分或剪切膜结合抗体的 Fc 段
	迫使补体组分耗尽
	表达 RCA 蛋白类似物
T 细胞	通过促进 IL-10 产生和降低 IL-12 与 IFN-γ 的产生来抑制 Th1 应答
	分泌可诱导 T 细胞低反应或耐受的蛋白
	干预 DC 的成熟和巨噬细胞的活化

3. 逃避抗体攻击

（1）抗原变换：宿主刚刚产生了针对生活周期前一阶段寄生虫表位的体液免疫应答，寄生虫发育到下一阶段，防御滞后接踵而来。

（2）自我隔离：硕大利什曼原虫通过将自己隔离在宿主巨噬细胞中以逃避抗体攻击。

（3）伪装：血吸虫通过获得宿主糖脂和球蛋白外壳伪装自己。这种由宿主分子形成的密集"外衣"阻止抗体与寄生虫表面抗原的结合。

（4）消化抗体：一些蠕虫通过产生某种物质来消化抗体。

4. 逃避吞噬溶酶体　许多原生动物发展了逃避吞噬溶酶体的方法。

主治语录：硕大利什曼原虫经常保留在吞噬体中，干预呼吸暴发。

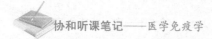

5. 逃避补体攻击　原生动物和蠕虫均可通过蛋白水解的方式消除吸附到其表面的补体活化蛋白或剪切寄生虫结合抗体的Fc 部分；也可分泌一些分子强迫液相补体活化，以耗竭补体成分；还可表达模仿哺乳动物 RCA 蛋白、DAF 的蛋白，以保护自身不被补体攻击。

6. 干预 T 细胞攻击　原生动物和蠕虫均可通过干扰宿主 T 细胞应答来保护寄生虫存活。

 历年真题

胞外菌的致病机制是

A. 主要是引起感染部位的组织破坏（炎症）

B. 只释放内毒素

C. 抗胞外菌的免疫应答在于排出细菌及中和毒素

D. 抑制胞外菌的吸附、调理吞噬、溶菌和中和毒素等作用

E. 只释放外毒素

参考答案：A

第二十二章　肿瘤免疫

核心问题

1. 肿瘤抗原的分类及各种肿瘤抗原的主要特点。

2. 肿瘤免疫的效应机制及肿瘤细胞免疫的逃逸机制。

3. 肿瘤治疗的类型、原理及特点。

内容精要

肿瘤抗原能诱导机体产生抗肿瘤免疫应答，肿瘤细胞通过抗原缺失、MHC Ⅰ类分子表达减少、共刺激信号缺乏，以及分泌免疫抑制性物质和诱导机体产生免疫抑制性细胞等方式，并在宿主免疫系统功能低下时，逃避免疫系统的攻击。肿瘤抗原的检测及其水平的动态分析有助于肿瘤的诊断和预后判断。以瘤苗、基因工程抗体、免疫检查点疗法及 CAR-T 疗法为代表的肿瘤主动性和被动性免疫治疗具有良好的应用前景。

一、肿瘤抗原

1. 肿瘤免疫学　是研究肿瘤抗原、机体抗肿瘤的免疫应答及肿瘤细胞逃逸免疫效应的机制，以及肿瘤的免疫诊断和免疫防治的科学。

2. 肿瘤抗原　是指细胞癌变过程中出现的新抗原及过度表达的抗原物质的总称。

3. 肿瘤抗原的分类和特征

（1）根据肿瘤抗原特异性分类

1）肿瘤特异性抗原（TSA）：指肿瘤细胞特有的或只存在于某种肿瘤细胞而不存在于正常细胞的一类抗原。又称为肿瘤特异性移植抗原（TSTA）或肿瘤排斥抗原（TRA）。理化因素及病毒诱生的肿瘤抗原多属于 TSA。

2）肿瘤相关抗原（TAA）：指肿瘤细胞和正常细胞组织均可表达的抗原，只是在细胞癌变时其含量明显增高。

此类抗原只表现出量的变化而无严格的肿瘤特异性。胚胎抗原、过量表达的组织特异性分化抗原等均属此类抗原。

（2）根据肿瘤抗原产生的机制分类

1）突变基因或癌基因的表达产物：①肿瘤抗原是指癌基因或突变的抑癌基因所表达的蛋白分子与正常蛋白不同且具有免疫原性。②这类肿瘤抗原是因机体对其未形成自身耐受，可诱导机体产生一定程度的肿瘤抗原特异性免疫应答。

2）致癌病毒表达的肿瘤抗原：①某些肿瘤由病毒感染引起。病毒肿瘤相关抗原是指病毒通过其 DNA 或 RNA 整合到宿主基因中，使细胞发生恶性转化并表达出新的肿瘤抗原。②同一种病毒诱发的不同类型肿瘤（无论其组织来源或动物种类），均可表达相同的抗原且免疫原性较强。

3）异常表达的细胞蛋白：某些抗原为正常细胞所表达（无基因突变），但在肿瘤细胞出现了异常表达。通过 CTL 或单克隆抗体鉴定的人类肿瘤抗原多是这类抗原。这类抗原未诱导机体免疫耐受，可能引起机体产生免疫应答。这类抗原的产生机制：①肿瘤睾丸抗原（CTA）的异常表达：CTA 在机体出生后只表达于睾丸或卵巢等生殖母细胞，正常时不会被 CTL 杀伤，CTA

可在多种肿瘤细胞激活而表达，且能诱导 CTL 或抗体应答。②表达某抗原的基因异常扩增。③异常表达的组织特异性分化抗原：一些肿瘤细胞会表达某些特定的正常组织细胞中表达的分化抗原，这类抗原通常不能诱发强烈的免疫应答，但表达于肿瘤细胞表面的分化抗原多可作为肿瘤治疗的靶分子。④异常表达的胚胎抗原：胚胎抗原是指在胚胎发育阶段由胚胎组织产生、在胚胎后期减少、出生后逐渐消失或仅存微量的正常成分。但当细胞癌变时，此类抗原可重新合成而大量表达，如肝癌细胞产生的甲胎蛋白（AFP）等。

主治语录： 黑色素瘤相关抗原（MAGE）、黑色素瘤 B 抗原（BAGE）等，正常时不会被 CTL 杀伤，CTA 可在多种肿瘤细胞激活而表达，且能诱导 CTL 或抗体应答。

4）糖基化修饰等导致的异常细胞蛋白及其产物：多种肿瘤细胞表面常过量表达或表达结构异常的糖脂（如神经节苷脂）或糖蛋白（如黏蛋白），此类肿瘤抗原既可以用作肿瘤诊断的标志物，也可用作肿瘤免疫治疗的靶分子。

二、肿瘤细胞的免疫原性

大多数肿瘤细胞的免疫原性比较弱，难以诱导机体产生针对这些抗原的特异性免疫应答。

三、机体抗肿瘤的主要免疫效应机制

1. 宿主对肿瘤的免疫应答特点

（1）机体抗肿瘤免疫应答的产生及其强度除取决于肿瘤免疫原性，还受到宿主免疫功能和其他因素的影响。机体针对肿瘤抗原可诱导抗肿瘤固有免疫应答和适应性免疫应答。

（2）固有免疫应答发挥了第一线抗肿瘤作用，适应性免疫应答发挥特异性抗肿瘤作用。细胞免疫是抗肿瘤免疫的主力，体液免疫在某些情况下起协同作用。

2. 机体抗肿瘤免疫的主要效应机制

（1）免疫效应细胞的抗肿瘤作用

1）T细胞介导的特异性抗肿瘤免疫：①CTL的抗肿瘤作用：CTL是抗肿瘤免疫的主要效应细胞。CTL主要通过穿孔素-颗粒酶途径和TNF-TNFR途径（或称死亡受体途径）2条途径对突变或肿瘤细胞进行特异性杀伤。②Th细胞的抗肿瘤作用：$CD4^+Th$细胞可辅助$CD8^+CTL$激活本身也能产生细胞因子和趋化因子间接参与抗肿瘤免疫效应。$CD4^+Th1$细胞也可直接杀伤肿瘤细胞。

2）固有免疫细胞的抗肿瘤效应：①NK细胞的抗肿瘤作用：NK细胞是早期抗肿瘤的重要细胞，是抗肿瘤的第一道防线。NK细胞可通过4种方式杀伤靶细胞，包括ADCC、Fas/FasL途径、穿孔素-颗粒酶途径和通过释放TNF等细胞因子杀伤靶细胞。②巨噬细胞的抗肿瘤作用：巨噬细胞在肿瘤免疫中具有双重作用。一方面，巨噬细胞作为专职性APC通过提呈肿瘤抗原诱导特异性抗肿瘤免疫应答；另一方面，巨噬细胞可被肿瘤细胞分泌的某些因子驯化，成为免疫抑制性肿瘤相关巨噬细胞（TAM），能促进肿瘤的发展。

（2）免疫效应分子的抗肿瘤作用

1）抗体在抗肿瘤免疫中的作用：肿瘤细胞因表达肿瘤抗原而能激活B细胞分泌具有抗肿瘤作用的抗体。机制：①激活补体系统溶解肿瘤细胞。②IgG可介导巨噬细胞、NK细胞发挥ADCC效应。③抗体的调理吞噬作用。④抗体封闭肿瘤细胞上的某些受体，如封闭肿瘤细胞表面转铁蛋白受体，抑制肿瘤细胞生长。

在某些情况下，肿瘤特异性抗体反而会干扰特异性肿瘤细胞杀伤作用，这种具有促进肿瘤生长作用的抗体被称为增强抗体。抗体还可使肿瘤细胞的黏附特性改变或丧失，从而促进肿瘤细胞转移。

2）其他免疫效应分子在抗肿瘤免疫中的作用：IFN、TNF等细胞因子、补体分子及多种酶类也具有非特异性的抑制或杀伤肿瘤细胞的作用。

四、肿瘤的免疫逃逸机制

1. 肿瘤免疫编辑学说

（1）肿瘤免疫编辑学说是当前被认可的肿瘤免疫逃逸理论。

（2）该理论根据肿瘤的发展将其分为3个阶段。

1）清除期：此阶段机体的免疫监视功能通过抗肿瘤免疫效应机制发挥抗肿瘤作用，如能清除突变细胞，机体则保持健康。

2）平衡期：在此阶段免疫系统和肿瘤细胞实力相当，免疫系统选择性地消灭一部分肿瘤细胞，另一部分肿瘤细胞通过突变等改变力图逃避免疫系统的杀伤。肿瘤细胞在此阶段通过不断改变重塑自身特点的过程称为肿瘤免疫编辑。

3）免疫逃逸期：此时肿瘤细胞具备了抵抗免疫系统清除的功能并发展为具有临床表现的肿瘤。

2. 肿瘤细胞所具有的逃避免疫监视的能力

（1）肿瘤细胞的抗原缺失和抗原调变：抗原调变是指由于宿主免疫系统攻击肿瘤细胞，致使其表面抗原表位减少或丢失，从而避免杀伤。

（2）肿瘤细胞 MHC Ⅰ类分子表达低下：肿瘤细胞 MHC Ⅰ类分子表达低下使肿瘤细胞内抗原无法提呈，无法诱导 CTL 杀伤肿瘤细胞。

（3）肿瘤细胞共刺激信号异常：尽管某些肿瘤细胞可表达肿瘤抗原，很少表达 CD80 和 CD86 等共刺激分子，因而不能为 T 细胞活化提供第二信号，无法有效诱导抗肿瘤免疫应答，T 细胞的失能使机体对肿瘤产生免疫耐受。

（4）肿瘤细胞表达或分泌某些免疫分子抑制机体的抗肿瘤免疫功能：包括能促进肿瘤细胞生长的表皮细胞生长因子及具有强大的免疫抑制作用、可抑制机体抗肿瘤免疫应答的 TGF-β（膜结合型和分泌型）、IL-10、IL-33 等。肿瘤细胞表达 FasL 可诱导肿瘤特异性 T 细胞凋亡。

（5）肿瘤细胞主动诱导 Treg 和 MDSC 的产生：肿瘤细胞可主动诱导荷瘤机体产生 Treg 和 MDSC 等调节性细胞抑制机体的抗肿瘤免疫应答。

（6）肿瘤细胞的抗凋亡作用：肿瘤细胞可高表达多种抗凋亡分子如 Bcl-2，不表达或弱表达 Fas 等凋亡诱导分子，从而抵抗 CTL 等诱导的凋亡，逃避杀伤效应。

3. 肿瘤微环境的作用

（1）肿瘤发生的微环境内包含各种能抑制和促进肿瘤细胞分化、增殖、转移的复杂成分，也包含能抑制和促进机体免疫细胞分化、功能和效应的复杂成分，如免疫效应细胞和免疫效应分子等。

（2）这些免疫激活和抑制性的细胞和分子部分来源于肿瘤细胞和肿瘤局部免疫细胞，或由机体其他部位趋化而来。肿瘤微环境也可促进肿瘤细胞的生长，保护肿瘤细胞免受免疫效应细胞的清除。

4. 宿主免疫功能的影响

（1）宿主免疫功能的高低也是肿瘤细胞实现免疫逃逸的关键。当宿主处于免疫功能低下状态时，如长期服用免疫抑制剂或 HIV 感染等都有助于肿瘤逃避宿主免疫系统的攻击。

（2）肿瘤细胞本身产生的免疫抑制因子及其诱导产生的免疫抑制细胞也能导致宿主免疫功能低下或免疫抑制，从而在免疫应答诱导和效应等多个环节抑制机体抗肿瘤免疫应答。

五、肿瘤免疫诊断和免疫治疗及预防

1. 肿瘤的免疫诊断

（1）检测肿瘤抗原是最常用的肿瘤免疫诊断方法，例如，AFP 水平的升高对原发性肝细胞肝癌有诊断价值。

（2）可采用特异性单抗免疫组化或流式细胞术等对细胞表面肿瘤标志物的检测，例如，对淋巴瘤和白血病细胞表面 CD 分子的检测，有助于淋巴瘤和白血病的诊断和组织分型。

（3）将放射性核素如^{131}I 与特异性抗肿瘤单抗结合后，从静脉或腔内注入体内可清晰显示和追踪肿瘤的形态和转移，已应用于肿瘤诊断。对肿瘤抗原、抗肿瘤抗体或其他肿瘤标志物水平的动态检测和评估还有助于对肿瘤患者预后的判断。

2. 肿瘤的免疫治疗

（1）肿瘤免疫治疗的意义：肿瘤的免疫治疗是通过激发和增强机体的免疫功能，以达到控制和杀伤肿瘤细胞的目的。免疫疗法主要清除少量的或已播散的肿瘤细胞，对于晚期负荷较大的实体肿瘤的疗效有限。故常将其作为一种辅助疗法与手术、放化疗等常规疗法联合应用。

（2）肿瘤免疫的治疗的分类

1）肿瘤的主动免疫治疗：①利用肿瘤抗原的免疫原性，采用各种有效的手段激活针对肿瘤抗原的免疫应答。②前提是肿瘤具有免疫原性和宿主有较好的免疫功能状态，以保证瘤苗免疫后能激发宿主产生抗肿瘤免疫应答。③对于清除手术后残留的微小转移瘤灶和隐匿瘤，预防肿瘤复发与转移有较好的效果。

2）肿瘤的被动免疫治疗：肿瘤的被动免疫治疗是给机体输注外源性免疫效应物质，包括抗体、细胞因子、免疫效应细胞等，由这些外源性的免疫效应物质在宿主体内发挥抗肿瘤作用。该疗法不依赖于宿主本身的免疫功能状态，可比较快速地发挥

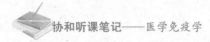

治疗作用。

3）肿瘤的免疫检查点治疗：①解除肿瘤患者的免疫抑制状态以治疗肿瘤是肿瘤免疫治疗理论和应用方面的最大突破，最突出的进展是免疫检查点疗法。②免疫检查点分子是一类免疫抑制性分子，如 CTLA-4 和 PD-1，可调节免疫反应的强度和广度，从而避免正常组织的损伤和破坏，成为诱导肿瘤免疫耐受的主要原因之一。③免疫检查点疗法是通过靶向共抑制或共刺激信号等一系列途径以调节 T 细胞活性来提高抗肿瘤免疫反应的治疗方法。

3. 对病原体所致肿瘤的预防　已知多种病原体感染与高发的肿瘤有关，如 HBV 或 HCV 感染与原发性肝癌等。制备相关的病原体疫苗或探索新的干预方式将可能降低这些肿瘤的发生。如 HPV 疫苗应用于宫颈癌的预防。

 历年真题

（1~2 题共用备选答案）

A. 自身抗原
B. 异种抗原
C. 异嗜性抗原
D. 肿瘤相关抗原
E. 肿瘤特异性抗原

1. 甲胎蛋白是
2. MEGE-3 属于

参考答案：1. D　2. E

第二十三章　移植免疫

核心问题

1. 同种异体移植物诱导免疫应答的机制。
2. 移植排斥反应的临床类型及防治原则。

内容精要

　　同种异体器官移植后常发生不同程度的排斥反应，其本质是免疫系统对同种异型抗原（主要是 MHC 分子）产生的适应性免疫应答，包括细胞免疫和体液免疫。T 细胞可通过直接识别、间接识别模式识别同种异型抗原。直接识别是指受者 T 细胞直接识别供者 APC 表面同种异型 MHC 分子并在移植初期引发快速排斥反应。间接识别是指受者 T 细胞识别经自身 APC 加工提呈的供者 MHC 抗原肽，常引起较迟发生的排斥反应。同种异体移植排斥反应包括宿主抗移植物反应（HVGR）和移植物抗宿主反应（GVHR）。根据器官移植排斥反应发生的时间、强度、病理学特点及机制，可分为超急性（体液免疫）、急性（细胞免疫和体液免疫）和慢性排斥反应（主要是细胞免疫）。

一、定义

　　1. 移植　指应用异体（或自体）正常细胞、组织、器官置换病变的或功能缺损的细胞、组织、器官，以维持和重建机体生理功能的方法。

2. 供者和受体　提供移植的个体为供体，接受移植的个体为受者。

3. 移植的类型　可以根据移植物的来源和遗传背景的不同将移植分为以下 4 类。

（1）自体移植：将受者自身的组织移植到受者上。

（2）同系移植：遗传背景完全相同个体间，如同卵孪生子或近交系动物间的移植。

（3）同种（异体）移植：同一动物种属内之间遗传背景不同个体间。

（4）异种移植：指不同动物种属个体间的移植。

二、同种异型排斥反应的识别机制

1. 同种异型抗原的类型和特点

（1）主要组织相容性抗原（即 MHC 分子）：MHC 分子能结合和提呈抗原肽给 T 细胞，能够引起强烈的移植排斥反应。由于 MHC 具有高度多态性，是发生急性移植排斥反应的主要原因。

（2）次要组织相容性抗原：可引起较弱而缓慢的排斥反应。主要包括 2 类：①性别相关的 mH 抗原，其主要表达于精子、表皮细胞及脑细胞表面。②常染色体编码的 mH 抗原，有些表达于机体所有组织细胞，有些仅表达于造血细胞和白血病细胞。

HLA 完全相同的供、受者间进行移植所发生的排斥反应，主要由 mH 抗原所致，尤其是骨髓干细胞移植后引起的移植物抗宿主反应（GVHR）。

（3）其他参与排斥反应发生的抗原

1）人类 ABO 血型抗原：主要分布于红细胞表面，若供、受者间 ABO 血型不合，可通过激活补体而引起血管内皮细胞损伤和血管内凝血，导致超急性排斥反应。

2）组织特异性抗原：指特异性表达于某一器官、组织或细胞表面的抗原，如血管内皮细胞抗原和皮肤抗原等。

2. 移植排斥反应的免疫机制

（1）T 细胞介导的免疫细胞

1）T 细胞对同种异型抗原的识别：①直接识别途径：指受者的 T 细胞直接识别移植物细胞表面完整的同种异型 MHC 分子。特点：a. 速度快，强度大；b. 在急性移植排斥反应早期发挥重要作用；c. 对免疫抑制剂较敏感。②间接识别途径：供者 MHC 分子从移植物细胞表面脱落，受者的 APC 摄取、处理之后由受者 APC 的 MHC 分子提呈给受者 T 细胞识别。特点：a. 供者 MHC 分子由受者抗原递呈细胞加工处理后被识别；b. 移植排斥反应发生较晚，作用较弱；c. 在急性排斥反应中晚期和慢性排斥反应中起作用；d. 对免疫抑制剂相对较为不敏感。

2）同种反应 T 细胞的活化：在双信号刺激下，同种反应性 T 细胞增殖、分化成效应性 $CD4^+$ 和 $CD8^+$ 的 T 细胞，进而发挥免疫效应。

3）同种反应性 T 细胞的效应功能：①$CD8^+$ CTL 介导的效应：这是同种异体移植排斥反应中的一种主要效应机制。CTL 活化、增殖并分化成效应性 CTL，通过释放穿孔素、颗粒酶和死亡受体途径，引起移植细胞的凋亡或死亡，引发急性排斥反应。②$CD4^+$ Th 及其亚群在移植排斥中的作用：同种反应性 Th 可介导皮肤等移植物的排斥反应，但不同 Th 细胞亚群在移植排斥反应中的作用不尽相同。Th1 通过分泌 IL-2、IFN-γ 和 TNF-α 等促炎细胞因子，募集单核/巨噬细胞等炎性细胞，导致迟发型超敏反应性炎症损伤；Th17 可释放 IL-17，继而募集中性粒细胞，介导炎性细胞浸润和组织破坏。

（2）B细胞介导的体液免疫应答：受者的MHC可作为抗原激发B细胞介导的体液免疫应答，产生抗同种异型抗原的抗体，并与MHC抗原结合形成抗原抗体复合物，激活补体，直接溶解靶细胞。释放的补体片段造成移植物局部炎症反应加重。参与这种作用的抗体主要是IgM，在超急性排斥反应中最典型，肾移植中最常见。

三、同种异基因移植排斥的类型及其效应机制

1. 宿主抗移植物反应（HVGR） 指器官移植的时候由于供者–受者间的组织相容性抗原不相符，受者对供者组织器官产生的排斥反应。

按发生的时间、机制和病理表现可分为以下3类。

（1）超急性排斥反应：移植术后移植器官与受者的血管接通后数分钟至数小时内发生的排斥反应。

机制：受者体内预先存在针对供者同种异型组织抗原的抗体，包括抗供者ABO血型抗原、血小板、HLA抗原和血管内皮细胞和单核细胞上VEC抗原的抗体，这些天然抗体多为IgM类。

多见于反复输血、多次妊娠、长期血液透析等。

（2）急性排斥反应：移植术后数天至2周后发生的排斥反应。多发生于术后1个月，及早给予适当免疫抑制剂治疗，大多可缓解。

机制：T细胞介导的细胞免疫和抗体介导的体液免疫均参与急性排斥反应。

主要病理表现：为组织、器官实质性细胞坏死并伴有淋巴细胞和巨噬细胞浸润。

（3）慢性排斥反应：发生于移植后数月至数年的排斥反应，多由反复发作的急性排斥反应造成，可以使移植器官功能进行性丧失。

机制：由于同种反应性 T 细胞（主要是 CD4$^+$T）的活化及 IFN-γ 等细胞因子分泌，导致血管壁慢性炎症反应，刺激血管平滑肌细胞的增生，导致血管壁增厚、管腔狭窄或堵塞。

2. 移植物抗宿主反应（GVHR） 是同种异型骨髓移植和造血干细胞移植后出现的移植物中免疫细胞针对宿主组织器官的排斥反应。为骨髓移植后常见的并发症，影响移植成功率。根据临床表现和病理改变，可将 GVHD 分为急性 GVHD 和慢性 GVHD。

（1）急性 GVHD（aGVHD）

1）移植后数天或 2 个月内发生的 GVHD。

2）在病理上，aGVHD 表现为细胞凋亡、死亡和炎细胞的浸润，主要引起皮肤、肝脏等多器官细胞坏死。临床表现为皮疹、黄疸、腹泻等，严重者皮肤和肠黏膜剥落，甚至死亡。

3）aGVHD 主要是 Th1 和 Th17 介导的炎症反应和 CTL 介导的细胞毒效应。T 细胞、NK 细胞、DC、巨噬细胞和中性粒细胞参与该过程。

（2）慢性 GVHD（cGVHD）：是一种最为严重的，也是长期影响移植后患者生存质量的并发症。生存超过移植 100 天以后的患者中可能会发生慢性 GVHD。

慢性 GVHD 发病机制尚不清楚。纤维增生性改变可能发生在身体的任何器官。

四、移植排斥反应防治原则

1. 供者的选择 器官移植的成败主要取决于供、受者间的组织相容性。

（1）红细胞血型抗原的检查：人红细胞血型抗原属重要的同种异型抗原，故供者 ABO、Rh 血型抗原须与受者相同，或至少符合输血原则。

（2）受者血清中预存抗体的检测：取供者淋巴细胞和受者血清进行交叉细胞毒试验，可检出受者血清中是否含有针对供者淋巴细胞的预存细胞毒抗体，以防止超急性排斥反应发生。

（3）HLA 基因配型：①HLA 型别匹配程度是决定供、受者间组织相容性的关键因素。②其中，HLA-DR 对移植排斥最为重要，其次为 HLA-B 和 HLA-A，临床上常规检测 DR、A、B 基因座位上的 6 个基因，可应用 PCR 相关技术（PCR-SNP）和直接测序（SBT 测序法）。③骨髓、干细胞移植及肾移植对 HLA 的相配度要求高。肝脏一般不需要配型。

（4）HLA 交叉配型：有必要进行交叉配型，尤其是骨髓移植中。

交叉配型的方法：将供者和受者淋巴细胞互为反应细胞，即做 2 组单向混合淋巴细胞培养，2 组中任何一组反应过强，均提示供者选择不当。

2. 移植物和受者的预处理

（1）移植物预处理：实质脏器移植时，尽可能清除移植物中过路白细胞，有助于减轻或防止急性排斥反应。同种骨髓移植中，为预防 GVHD，可预先清除骨髓移植物中的 T 细胞。

（2）受者预处理：实质脏器移植中，供、受者间 ABO 血型物质不符可能导致强的移植排斥反应。某些情况下，为逾越 ABO 屏障而进行实质脏器移植，有必要对受者进行预处理。

方法：术前给受者输注供者特异性血小板；亦可借助血浆置换术；受者脾切除；免疫抑制疗法等。对预存抗体阳性的受者，移植前可进行血浆置换，除去受者血液内预存的特异性抗体。

3. 移植后排斥反应的监测

（1）体液免疫的检测：相关的免疫指标主要有血型抗体、HLA 抗体、供者组织细胞抗体及血管内皮细胞抗体等，抗体的存在预示着排斥反应的可能。

（2）细胞免疫的检测：细胞免疫相关的检测包括参与细胞免疫的有关细胞数量、功能和细胞因子水平的检测。细胞免疫水平的动态检测，对急性排斥的早期发现以及与病毒感染的鉴别诊断，具有重要价值。

（3）补体水平检测：补体的含量及活性与急性排斥反应的发生密切相关。若发生急性排斥反应，因补体的消耗，会出现补体含量的下降。

4. 免疫抑制剂的应用

（1）免疫抑制药物的应用：同种异体移植一般均会发生移植排斥反应，因此移植术后必须服用免疫抑制药物。常用的免疫抑制药物包括环孢素、他克莫司、西罗莫司、霉酚酸酯等。

（2）中草药类免疫抑制剂。

主治语录：某些中草药（如雷公藤、冬虫夏草等）具有明显免疫调节或免疫抑制作用。

5. 免疫耐受的诱导　由于免疫耐受具有特异性，可以大幅度减少免疫抑制剂的用量，降低机会性感染、药物中毒的发生率。

（1）诱导中枢耐受的方法

1）针对胸腺诱导免疫耐受：胸腺内注射供者抗原或进行同种胸腺移植诱导耐受。

2）建立同种异基因嵌合状态诱导免疫耐受：同种异基因嵌合状态指同种移植受者体内检出供者细胞或遗传物质的现象：①大剂量全身放射线照射建立同种异基因造血干细胞嵌合体。②持续应用免疫抑制剂，并多次给宿主输注供者骨髓细胞，建立混合嵌合体。

（2）诱导外周耐受的方法：可抑制效应性免疫细胞（如 T 细胞）的活化和功能，或通过诱导或转输抑制性免疫细胞（如耐受性 DC、Treg）诱导免疫耐受。

1）阻断共刺激通路诱导同种反应性 T 细胞失能：①用 CTLA-4/Ig 融合蛋白结合 APC 上的 CD80/CD86，竞争性阻断 CD28 共刺激通路介导的 T 细胞活化。②应用抗 CD40L 单抗，阻断 CD40L-CD40 共刺激通路介导的 T 细胞和 B 细胞的活化。

2）转输耐受性 DC：某些耐受性 DC 亚群低表达共刺激分子和 MHC Ⅱ类分子，可分泌具有免疫抑制作用的细胞因子和效应分子。体外诱生此类 DC 并过继输入给受者，有助于诱导移植耐受。

3）转输 Treg：同种抗原特异性 Treg 可抑制 T 细胞介导的同种移植排斥反应，诱导移植物长期耐受。

4）转输髓源性抑制细胞和骨髓来源的间充质干细胞：髓源性抑制细胞（MDSC）可在体外扩增并通过多种途径抑制免疫功能，过继转输 MDSC 后能显著抑制同种异基因皮肤移植排斥反应。

间充质干细胞（MSCs）可抑制效应性 T 细胞、B 细胞、NK 细胞和 DC 的分化、增殖或功能，也可诱导 Treg 产生。

 历年真题

1. 下列与同种异体移植急性排斥反应关系最密切的细胞是
   A. NK 细胞
   B. B 细胞
   C. T 细胞
   D. 肥大细胞
   E. 嗜酸性粒细胞

（2~3 题共用备选答案）
   A. 供体内预存有抗受体的 ABO 血型抗体
   B. 供体内预存有抗受体的 HLA Ⅰ类抗原的抗体
   C. 受体内预存有抗供体的 ABO 血型抗体

D. 受体内有针对供体组织器官的 Tc 细胞

E. 移植物中含有足够数量的免疫细胞

2. 移植器官超急性排斥反应是由于

3. 引起移植物抗宿主反应是由于

参考答案：1. C　2. C　3. E

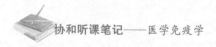

第二十四章　免疫学检测技术

核心问题

1. 体外抗原抗体结合反应的特点及影响因素。
2. 检测抗原和抗体试验的体外试验及免疫细胞功能的检测。

内容精要

体外进行抗原/抗体检测的基本原理是抗原抗体的结合具有高度特异性，可用已知的抗原/抗体检测未知的抗体/抗原。体外抗原抗体反应的方法很多，免疫标记技术因为具有可定性、定量和敏感性更高等优点而被广泛应用。对免疫细胞可进行体外分离和鉴定，如检测不同的细胞群、亚群，对细胞进行计数检测和功能评价等，其检测结果可为临床疾病诊断和治疗提供有价值的信息。

一、体外抗原抗体结合反应特点及影响因素

1. 抗原抗体反应特点

（1）高度特异性：由抗原表位与抗体分子中的超变区互补结合所决定的。

（2）表面化学基团之间的可逆性结合

1）除空间构象互补外，主要以化学基团之间的非共价方式结合。

2）非共价键易受温度、酸碱度和离子强度的影响而解离。

3）解离度主要取决于两方面：①抗体与抗原结合的亲和力。抗体亲和力越高，解离度越低；抗体的亲和力越低，解离度越高。②抗原抗体反应要求适当的环境因素，如温度、酸碱度和离子强度。

（3）适宜的抗原抗体浓度和比例

1）抗原抗体在体外结合后能否出现肉眼可见的反应，取决于两者适当的浓度和比例。

2）抗原与抗体的浓度和比例适当，则抗原抗体复合物体积大、数量多，出现肉眼可见的反应；若抗原或抗体过剩，抗原抗体复合物体积小、数量少，不能出现肉眼可见的反应。

3）具体实验过程中要适当稀释抗原或抗体，以调整两者浓度和比例，使其出现最大复合物，避免假阴性的发生。

（4）抗原抗体反应的2个阶段

1）第一阶段是抗原抗体特异性结合阶段，抗原分子与抗体分子之间是互补的非共价结合，该反应迅速，一般不出现肉眼可见的反应。

2）第二阶段为可见反应阶段，是小的抗原抗体复合物之间通过正、负电荷吸引形成较大复合物的过程，且易受电解质、温度和酸碱度等条件的影响。

2. 抗原抗体反应的影响因素

（1）电解质：适当浓度的电解质会使他们失去一部分的负电荷而相互结合，出现肉眼可见的凝集块或沉淀物。实验中常用 0.85% 的 NaCl 或其他离子溶液作稀释液，以提供适当浓度的电解质。

（2）温度：适当提高反应的温度可增加抗原与抗体分子的

碰撞机会，加速抗原抗体复合物的形成。在一定范围内，温度越高，形成可见反应的速度越快。但温度过高（56℃以上），可使抗原或抗体变性失活，影响实验结果。通常 37℃ 是抗原抗体反应的最适温度。

（3）酸碱度：抗原抗体反应的最适 pH 在 6~8 之间。但当抗原抗体反应液的 pH 接近抗原或抗体的等电点时，抗原抗体所带正、负电荷相等，由于自身吸引而出现凝集，导致非特异性反应，即假阳性反应。

二、检测抗原和抗体的体外试验

1. 凝集反应

（1）定义：指凝集反应颗粒性抗原与相应抗体在电解质存在的条件下结合后形成凝集团块的过程。

（2）分类

1）直接凝集反应：指细菌或细胞与相应抗体直接反应，出现的凝集现象。①玻片凝集：用于定性试验，如 ABO 血型鉴定、细菌鉴定等。②试管凝集：用于半定量检测抗体的滴度和效价，如诊断伤寒病的肥达凝集试验。

2）间接凝集反应：①指可溶性抗原或抗体包被在载体表面，与相应抗体或抗原反应出现的凝集现象。②将已知抗原吸附在载体上的称正向间接凝集试验（通常"正向"两字被省略）；反之将已知抗体吸附在载体上者称反向间接凝集试验。③颗粒载体有红细胞、聚苯乙烯乳胶颗粒和活性炭颗粒等，相应的凝集反应分别称为间接血细胞凝集、间接乳胶凝集和间接炭粒凝集反应。

2. 沉淀反应　指可溶性抗原与相应抗体结合后，在适当电解质存在条件下出现沉淀物的反应。

（1）免疫比浊法：一定量的抗体溶液中加入不同含量的可

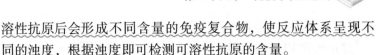

溶性抗原后会形成不同含量的免疫复合物，使反应体系呈现不同的浊度，根据浊度即可检测可溶性抗原的含量。

（2）单向琼脂扩散（本法为定量试验）：将一定量已知抗体混于琼脂凝胶中制板，在适当位置打孔并加入抗原扩散。抗原在扩散过程中与凝胶中的抗体相遇，形成以抗原孔为中心的沉淀环。环的直径与抗原含量成正比。

（3）双相琼脂扩散：将琼脂溶化制成琼脂平板，按需要打孔并分别加入抗原和抗体，任两者同时在琼脂中向四周扩散。抗原和抗体在孔之间相遇，比例适合处形成白色沉淀线。根据沉淀线的有无和形状，可鉴定2种抗原是完全相同、部分相同或完全不同。

本方法可用于：①检测可溶性抗原或抗体。②对复杂的抗原或抗体成分进行纯度鉴定。③稀释免疫血清进行血清效价的半定量测定等。

3. 免疫标记技术　指用示踪物质标记抗体或抗原而进行的抗原抗体反应。

（1）免疫酶测定法（EIA）：免疫酶测定法（EIA）是一种用酶标记一抗或二抗检测特异性抗原或抗体的方法。本法可计算抗原或抗体的含量。用于标记的酶有辣根过氧化物酶（HRP）、碱性磷酸酶（ALP）等。常用的方法有酶联免疫吸附试验（ELISA）和酶免疫组化技术。ELISA检测技术方法简单，特异性强，是酶免疫技术中应用最广泛的技术。酶免疫检测技术可用于激素、药物等半抗原的检测。

1）双抗体夹心法：适用于检测血清、脑脊液、胸腔积液和腹水等各种液相中的可溶性抗原。

先将已知抗体包被在固相上，加入待检标本，标本中相应的抗原与固相上已知抗体结合，加入已知的酶标抗体，加底物后，酶分解底物产生呈色反应。加入这些物质之前需将之前未

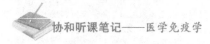

吸附、未结合的物质都洗去。

2）间接 ELISA：先将已知的抗原包被于塑料板或微球上，然后加待检标本，如果标本中有相应的特异性抗体（一抗），即与固相上的抗原结合，形成抗原抗体复合物，然后加酶标记的抗抗体（二抗），洗涤后加底物显色。

3）BAS-ELISA：生物素－亲和素系统（BAS）是一种放大系统。生物素（B）又称辅酶 R 或维生素 H。亲和素（A）又称卵白素或抗生物素，是一种碱性糖蛋白。亲和素可结合生物素。可利用亲和素为桥梁，联结生物素化的抗体及生物素化过氧化物酶，可获得极高的敏感性。

4）免疫组化技术：是对相应抗原进行定位、定性和定量检测的技术。此技术具有免疫反应的特异性和组织化学的可见性，可在细胞、亚细胞水平检测各种抗原物质。常用的技术有免疫电镜技术、酶免疫组化和免疫金组化等。

（2）免疫荧光技术：用荧光素标记一抗或第二抗体，再与待检标本抗原反应，使抗原抗体复合物发荧光，以此对标本抗原鉴定和定位。常用的荧光素有异硫氰酸荧光素（FITC 黄绿色荧光）和藻红蛋白（PE 红色荧光）。

1）直接荧光法：用荧光素直接标记抗体。但每一种抗原必须有相应的荧光素标记抗体。

2）间接荧光法：用一抗与抗原结合，而用荧光素标记的二抗进行染色。可检测抗原和抗体。敏感度高，一种荧光抗体可用于多种不同抗原的检测。

（3）放射免疫测定法：用放射性核素标记抗原或抗体进行免疫检测的技术。

将同位素敏感性与抗原抗体反应的高特异性相结合，重复性好、准确性高。可应用于激素、药物等微量物质检测。

（4）化学发光免疫分析：是将发光分析和免疫反应相结合，

此法具有发光分析的高灵敏度、抗原抗体反应的高度特异性、分离简便、可实现自动化分析的特点。

主治语录：发光免疫分析可分为化学发光免疫分析、生物发光免疫分析和化学发光酶免疫分析。化学发光技术可用于微量抗原抗体的定量检测和用于吞噬细胞功能测定。

（5）免疫胶体金技术：用胶体金颗粒标记抗体或抗原检测未知抗原或抗体的方法。

氯金酸（HAuCl₄）在还原剂的作用下，形成带负电的疏水胶溶液，此溶液因静电作用呈稳定的胶体状态。胶体金电子密度高，颗粒聚集后呈红色，可用于标记多种大分子。

1）胶体金在免疫组化中的应用：用于免疫电镜的优点是可对样本进行双重或多重标记。直径 3~15nm 的胶体金多用于单一抗原颗粒的检测，直径 15nm 的胶体金多用于检测抗原量较多的感染细胞。用标记抗体对组织切片染色后在光镜下进行检查。

2）胶体金在免疫层析快速诊断技术中的应用：免疫层析法。

（6）免疫印迹法（又称 Western blotting）：是将十二烷基磺酸钠-聚丙烯酰胺凝胶电泳（SDS-PAGE）分离得到的按分子量大小排列的蛋白转移到固相载体膜上，再用标记的特异性抗体或单克隆抗体对蛋白质进行定性及半定量分析的技术。

4. 蛋白质芯片技术（又称蛋白质微阵列）

（1）可实现快速、准确、高通量的检测。

（2）芯片上的荧光将指示蛋白质抗原对应的抗体及其相互结合的程度。

（3）抗原芯片、抗体芯片可应用于微生物感染检测和肿瘤抗原初筛。

三、免疫细胞功能的检测

1. 免疫功能检测最常用的标本　外周血、胸腺、脾、淋巴结及各种组织。

2. 免疫细胞的分离

（1）外周血单个核细胞的分离（PBMC）：包括淋巴细胞和单核细胞。PBMC 是免疫学实验最常用的细胞，是分离纯化 T 细胞、B 细胞的第一步。常用的分离方法是淋巴细胞分离液（葡聚糖-泛影葡胺）密度梯度离心法。

其原理是根据外周血各种血细胞比重不同，使不同密度的细胞呈梯度分布。红细胞沉至管底；多形核白细胞铺于红细胞上，呈乳白色；PBMC 分布于淋巴细胞分离液上面；最上层是血浆。

（2）淋巴细胞及其亚群的分离

1）免疫吸附分离法：将已知抗淋巴细胞表面标志的抗体包被聚苯乙烯培养板，加入淋巴细胞悬液，表达相应细胞表面标志的淋巴细胞贴附在培养板上，可与细胞悬液中其他细胞分开。

2）免疫磁珠分离法（IMB）：是一种特异性分离淋巴细胞亚群的方法。将已知抗细胞表面标记的抗体交联于微珠磁性颗粒上，抗体与抗原结合后再通过磁场将相应细胞群分离出来。将此反应管置于磁场中，带有相应细胞的免疫磁珠吸附于靠近磁铁的管壁上，洗去未结合磁珠的细胞，即可获得高纯度的所需细胞亚群。

3）荧光激活细胞分选仪（FACS）分析和分选淋巴细胞及其亚群：FACS 又称流式细胞术（FCM）可对细胞进行多参数定量测定和综合分析的方法。流式细胞仪可鉴定荧光抗体单色、双色或多色标记的细胞。同时还能进行细胞周期、细胞凋亡等分析。

4）抗原肽-MHC 分子四聚体技术：是一种定量检测抗原特异性 CTL 的方法。

3. 免疫细胞的功能测定

（1）T 细胞功能测定

1）细胞增殖试验：T 细胞受到特异性抗原或有丝分裂原（PHA、ConA）刺激后发生增殖，可通过形态计数法、^{3}H-TdR 或^{125}I-UdR 掺入法、MTT 比色法检测。

2）迟发型超敏反应的检测：体内检测细胞免疫功能的皮试方法。其原理是外来抗原刺激机体产生免疫应答后，再用相同的抗原作皮试可导致迟发型超敏反应。阳性反应表现为局部红肿和硬结，反应强烈的可发生水肿，甚至坏死。细胞免疫正常者出现阳性反应，细胞免疫低下者则呈弱阳性或阴性反应。可用于检测某些病原微生物感染、免疫缺陷病和肿瘤患者的免疫功能测定等。

（2）B 细胞功能测定

1）可通过单向琼脂扩散法、ELISA、速率比浊法等测定标本中 IgG、IgA 和 IgM 等各类 Ig 的含量或特异性。

2）抗体形成细胞测定常用溶血空斑试验。

（3）细胞毒试验

1）CTL 对相应靶细胞有直接杀伤作用，测定靶细胞的杀伤率就可以反映 CTL 的功能。

2）常用方法有^{51}Cr 释放法、乳酸脱氢酶释放法、凋亡细胞检查法。

3）凋亡细胞检测法包括形态学检查法、琼脂糖胶、FACS、TUNEL 法。

（4）吞噬功能测定

1）硝基蓝四氮唑试验：超氧阴离子可促进染色。光镜下，NBT 阳性细胞，可反映中性粒细胞的杀伤能力。

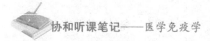

2）巨噬细胞吞噬试验：将巨噬细胞与可被吞噬颗粒物质培育，检测巨噬细胞吞噬能力。

（5）细胞因子的检测

1）生物活性检测法：①细胞增殖或增殖抑制法：某些细胞因子必须依赖某种细胞因子才能生长。②细胞病变抑制法：检测干扰素的抗病毒活性。

2）免疫学检测法：①大部分的细胞因子可以用 ELISA（双抗体夹心法）进行检测。②胞内细胞因子检测法：是采用流式细胞术检测细胞内的细胞因子。③酶联免疫斑点试验（ELISPOT）：可用于检测 B 细胞特异性抗体及 T 细胞产生的细胞因子。

3）分子生物学技术检测法：免疫 PCR（Im-PCR）法可对微量细胞因子进行检测。

历年真题

（1~3 题共用备选答案）

A. Western blotting

B. ELISA

C. ^{3}H-TdR 掺入法

D. 细胞毒试验

E. 细胞凋亡试验

1. 测蛋白质分子量常用

2. 血清抗体的定量测定常用

3. 淋巴细胞增殖常用

参考答案：1. A 2. B 3. C

第二十五章 免疫学防治

> ## 核心问题
>
> 1. 免疫预防疫苗的基本要求和应用。
> 2. 免疫治疗、细胞治疗及生物应答调节剂。

内容精要

个体获得特异性免疫的途径包括自然免疫和人工免疫。用人工免疫的方法使机体获得适应性免疫应答，常用的制剂是疫苗。佐剂作为非特异性免疫增强剂，可有效诱导和增强疫苗接种后的免疫应答。计划免疫能最大程度发挥疫苗的效果，有效控制传染病的流行。免疫治疗包括免疫分子和免疫细胞治疗，以及使用生物应答调节剂和免疫抑制剂。其通过调整机体的免疫功能，达到治疗目的所采取的措施。

一、定义

1. 自然免疫 指机体感染病原体后建立的特异性免疫，也包括胎儿或新生儿经胎盘或乳汁从母体获得抗体。

2. 人工免疫 用人工方法将抗原（如疫苗、类毒素等）或抗体（如免疫血清、丙种球蛋白等）制成制剂即生物制品，接种于人体，使机体获得特异性免疫，以达到防止某些疾病的目的。是免疫预防的重要手段，包括人工主动免疫和人工被动免疫。

（1）人工主动免疫是用疫苗接种机体，使之主动产生适应性免疫应答，从而预防或治疗疾病的措施。

（2）人工被动免疫是给人体注射含特异性抗体，使之被动获得适应性免疫应答，以治疗或紧急预防疾病的措施。

二、免疫预防

1. 定义

（1）免疫预防是人工主动免疫的主要目的，其主要措施是接种疫苗。

（2）疫苗是接种后能使机体对相应疾病产生免疫力的生物制剂类的统称。

2. 疫苗制备的基本要求

1）安全性：①灭活疫苗：应彻底灭活，并避免无关蛋白和内毒素污染。②活疫苗：其菌毒种必须具有稳定遗传性状、无回复突变，无致癌性。③副作用：口服、注射次数少的疫苗较好。

2）有效：①免疫原性：强，对人群中的绝大多数个体有效。②免疫应答：免疫机制明确，接种后能引起保护性免疫。③维持时间：越长越好。④细胞因子等新型佐剂与疫苗共同使用，可增强免疫效果。

3）实用：①人群接受度：绝大多数人易接受。②操作方法：简易、易于保存运输、价格低廉。

3. 疫苗的种类及发展

（1）疫苗的种类

1）灭活的疫苗（死疫苗）：选用免疫原性强的病原体，经人工大量培养后，用理化方法灭活制成。灭活疫苗不能感染机体，也不能在机体内增殖，但保留有一定的免疫原性，主要诱导特异抗体的产生。

2）减毒活疫苗：是用减毒或无毒力的活病原微生物制成。保存了免疫原性和在体内增殖的活性，免疫效果良好、持久。

缺点：在体内存在着回复突变的危险。免疫缺陷者和孕妇一般不宜接种活疫苗。

灭活疫苗和减毒活疫苗比较见表25-1。

3）类毒素：是用细菌的外毒素经0.3%~0.4%甲醛处理制成。保留免疫原性，接种后能诱导机体产生抗毒素。

4）亚单位疫苗：是去除病原体中与激发保护性免疫无关的成分，保留有效免疫原成分制作的疫苗。通过DNA重组技术制备的亚单位疫苗又称为重组抗原疫苗。

5）重组抗原疫苗：是将编码病原体有效免疫原的基因插入载体（减毒的病毒或细菌）基因组中。若将多种病原体的有关基因插入载体，则成为可表达多种保护性抗原的多价疫苗。

表25-1　灭活疫苗和减毒活疫苗的比较

比较项目	灭活疫苗	减毒活疫苗
制剂活性	灭活病原体，强毒	减毒活病原体，毒性弱或无毒
接种剂量	多	少
接种次数	2~3次	1次
接种后反应	较大	较小
保存	容易	保存条件高
有效期	1年	4℃下数周
免疫效果	较差，几个月	较好，3~5年

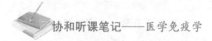

（2）新型疫苗的发展

1）合成肽疫苗是根据有效免疫原的氨基酸序列，设计和合成的免疫原性多肽，用其免疫机体就可以诱导有效的特异性免疫应答。

2）食用疫苗是用转基因方法，将编码有效免疫原的基因导入可食用植物细胞的基因组中，免疫原即可在植物的可食用部分稳定的表达和积累，人类和动物通过摄食达到免疫接种的目的。

3）黏膜疫苗是可通过黏膜途径接种的疫苗，不仅诱导黏膜局部免疫，也诱导全身免疫。

4）透皮疫苗是将抗原和佐剂接种于完整皮肤表面，通过表皮的朗格汉斯细胞识别、加工抗原并将其提呈给 T 细胞，从而引发强烈的体液免疫和细胞免疫。

5）治疗性疫苗是具有治疗作用的疫苗，主要应用于慢性感染、肿瘤、自身免疫病、移植排斥等患者，具有治疗和预防功能。

6）初次免疫–加强免疫策略是序贯接种 2 种不同类型但来自同一抗原的疫苗，可刺激机体产生强烈的细胞免疫，常用的方案是 DNA 疫苗联合重组载体疫苗或 DNA 疫苗（或重组载体疫苗）联合蛋白类疫苗。

（3）佐剂：佐剂可增强疫苗接种后的免疫效应或改变免疫应答的类型。

可延长并增强免疫应答，减少疫苗中抗原的用量和接种次数，提高疫苗在新生儿、老年人及其他免疫功能低下人群中的免疫效能。

亚单位疫苗、DNA 疫苗、合成肽疫苗等新型疫苗需要辅以佐剂才能发挥长期有效的保护作用。

4. 疫苗的应用

（1）抗感染和计划免疫：计划免疫是根据某些特定传染病的疫情监测和人群免疫状况分析，有计划地进行免疫接种，预防相应传染病，最终达到控制乃至消灭相应传染病的目的。

我国儿童计划免疫的常用疫苗有卡介苗、脊髓灰质炎疫苗、百白破疫苗、麻疹活疫苗和乙型肝炎疫苗。2007 年国家扩大了计划免疫免费提供的疫苗种类，在原有的"五苗七病"基础上增加到预防 15 种传染病（表 25-2）。

表 25-2　国家免疫规划疫苗接种程序表

疫苗名称	第 1 次	第 2 次	第 3 次	加　强	预防传染病
卡介苗	出生				结核病
乙肝疫苗	出生	1 月龄	6 月龄		乙型病毒性肝炎
脊髓灰质炎疫苗	2 月龄	3 月龄	4 月龄	4 周岁	脊髓灰质炎
百白破疫苗	3 月龄	4 月龄	5 月龄	18 ～ 24 月龄	百日咳、白喉、破伤风
白破疫苗	6 周岁				白喉、破伤风
麻风疫苗	8 月龄				麻疹、风疹
麻腮风疫苗	18~24 月龄				麻疹、流行性腮腺炎、风疹
乙脑疫苗	8 月龄				流行性乙型脑炎
A 群流脑疫苗	6~18 月龄				流行性脑脊髓膜炎
A＋C 群流脑疫苗	3 周岁				流行性脑脊髓膜炎
甲肝疫苗	18 月龄				甲型肝炎

以上为儿童免疫规划疫苗，以下为重点人群接种疫苗

续　表

疫苗名称	第1次	第2次	第3次	加　强	预防传染病
出血热双价纯化疫苗					出血热
炭疽减毒活疫苗					炭疽
钩体灭活疫苗					钩体病

（2）抗肿瘤：如 EB 病毒疫苗可预防鼻咽癌，人乳头瘤病毒疫苗可预防宫颈癌。

三、免疫治疗

1. 定义　免疫治疗是指利用免疫学原理，针对疾病的发生机制，人为地干预或调整机体的免疫功能，达到治疗疾病目的所采取的措施。

研究方向包括：①干预分子的研发。②对免疫细胞的干预和过继细胞转输。③增强或抑制整体免疫功能。

2. 分子治疗　指给机体输入分子制剂，以调节机体的特异性免疫应答。

（1）分子疫苗：治疗性疫苗包括肿瘤抗原疫苗和微生物抗原疫苗。人工合成的肿瘤相关抗原多肽能激活特异性 T 细胞，诱导特异性 CTL 的抗瘤效应。

（2）抗体

1）多克隆抗体：①抗感染的免疫血清：抗毒素血清主要用于治疗和紧急预防细菌外毒素所致疾病；人免疫球蛋白制剂主要用于治疗丙种球蛋白缺乏症和预防麻疹、传染性肝炎等。

②抗淋巴细胞丙种球蛋白：用人 T 细胞免疫动物制备免疫血清，再从免疫血清中分离纯化免疫球蛋白，将其注入人体，在补体的参与下使 T 细胞溶解破坏。

主治语录：抗淋巴细胞丙种球蛋白主要用于器官移植受者，阻止移植排斥反应的发生，延长移植物存活时间，也用于治疗某些自身免疫病。

2）单克隆抗体（单抗）：①抗细胞表面分子的单抗：这类抗体能识别表达该分子的免疫细胞，在补体的参与下使细胞溶解。②抗细胞因子的单抗：TNF-α 是重要的炎症介质。③抗体靶向治疗：以肿瘤特异性单抗为载体，将放射性核素、化疗剂及毒素等细胞毒性物质靶向携带至肿瘤病灶局部，可特异地杀伤肿瘤细胞，而对正常细胞的损伤较轻。

（3）细胞因子

1）细胞因子的治疗：重组细胞因子已用于肿瘤、感染、造血障碍等疾病。

2）细胞因子及其受体的拮抗治疗：通过抑制细胞因子的产生，阻止细胞因子与相应受体结合或阻断结合后的信号传导，拮抗细胞因子发生生物学效应。

3. 细胞治疗

（1）细胞治疗：是指给机体输入细胞制剂，以激活或增强机体的特异性免疫应答。

（2）细胞疫苗

1）肿瘤细胞疫苗：①灭活疫苗：经处理，抑制其生长能力，保留其免疫原性。②异构瘤苗：经处理，以增强瘤细胞的免疫原性。

2）基因修饰的瘤苗：将肿瘤细胞用基因修饰方法改变其遗传性状，降低致瘤性，增强免疫原性。

3）树突状细胞疫苗：使用肿瘤提取物抗原或肿瘤抗原多肽等体外刺激树突状细胞，或用携带肿瘤相关抗原基因的病毒载体转染树突状细胞，再回输给患者，可有效激活特异性抗肿瘤的免疫应答。

（3）过继免疫细胞治疗：是自体淋巴细胞经体外激活、增殖后回输患者，直接杀伤肿瘤或激发机体抗肿瘤免疫效应。

1）肿瘤浸润淋巴细胞（TIL）治疗：指分离患者肿瘤组织中的淋巴细胞，经体外不同细胞因子刺激，以培养扩增大量抗肿瘤活性 T 细胞，再回输患者治疗肿瘤。

TIL 的治疗必须满足以下因素：①有足够量的肿瘤组织，常用实体瘤为治疗对象。②能获得一定数量的 TIL，并且以效应细胞为主。③能体外高效扩增。

2）TCR-T：是指通过基因工程技术，用已识别特定肿瘤抗原的 TCR 修饰 T 细胞，可使 T 细胞拥有预设抗原特异性，赋予 T 细胞识别并杀伤肿瘤细胞的能力。

3）嵌合抗原受体修饰的 T 细胞（CAR-T）：CAR-T 识别肿瘤抗原并迅速活化杀伤肿瘤细胞的能力，同时又规避了 MHC 限制性。

4）双特异性 T 细胞衔接子（BiTE）：可有效激活 T 细胞，使其对肿瘤细胞产生直接杀伤。

（4）干细胞移植：干细胞是具有多种分化潜能，自我更新能力很强的细胞，在适当条件下可被诱导分化为多种细胞组织。

干细胞移植已经成为肿瘤、造血系统疾病、自身免疫病等的重要治疗手段。

4. 生物应答调节剂与免疫抑制剂

（1）生物应答调节剂：指具有促进或调节免疫功能的制剂，一般对免疫功能正常者无影响，对免疫功能异常尤其是免疫功能低下者有促进或调节作用。

1）微生物制剂：包括卡介苗、短小棒状杆菌和多糖类物质等。

2）胸腺肽：是从小牛或猪胸腺提取的可溶性多肽混合物，对胸腺内 T 细胞的发育有辅助作用，可用于治疗细胞免疫功能低下者。

（2）免疫抑制剂：能抑制机体的免疫功能，常用于防止移植排斥反应的发生和自身免疫病的治疗。

1）化学合成药物：①糖皮质激素：用于治疗炎症、超敏反应性疾病和移植物排斥反应。②环磷酰胺：可以抑制 DNA 复制和蛋白质合成，阻止细胞分裂。用于治疗自身免疫病、移植排斥反应和肿瘤。③硫唑嘌呤：可以抑制 DNA、蛋白质的合成，阻止细胞分裂。用于防治移植排斥反应。

2）微生物制剂：①环孢素（新山地明）：可以阻断 T 细胞内 IL-2 基因的转录，抑制 IL-2 依赖的 T 细胞活化。用于治疗移植排斥反应和自身免疫病。②他克莫司（FK-506）：作用机制与环孢素 A 相似，但作用效果远高于环孢素 A。多用于治疗抗移植排斥反应。③吗替麦考酚酯（MMF）：可选择性阻断 T 淋巴细胞和 B 淋巴细胞的增殖，用于移植排斥反应和自身免疫病。④西罗莫司：可阻断 IL-2 启动的 T 细胞增殖而选择性抑制 T 细胞。

 历年真题

注射破伤风抗毒素（TAT）的目的是

A. 对易感人群进行预防接种

B. 对可疑或确诊的破伤风患者进行紧急预防或治疗

C. 杀灭伤口中繁殖的破伤风杆菌

D. 主要用于儿童的预防接种

E. 中和与神经细胞结合的毒素

参考答案：B